U0388289

守护健康

学会吃！快速调理常见病

胡维勤◎主编

黑龙江科学技术出版社
HEILONGJIANG SCIENCE AND TECHNOLOGY PRESS

图书在版编目（CIP）数据

学会吃！快速调理常见病 / 胡维勤主编. -- 哈尔滨:
黑龙江科学技术出版社，2018.1
（守护健康）
ISBN 978-7-5388-9442-4

Ⅰ. ①学… Ⅱ. ①胡… Ⅲ. ①常见病－食物疗法
Ⅳ. ①R247.1

中国版本图书馆CIP数据核字(2017)第304459号

学会吃！快速调理常见病

XUE HUI CHI ! KUAISU TIAOLI CHANGJIANBING

主　　编　胡维勤
责任编辑　梁祥崇
摄影摄像　深圳市金版文化发展股份有限公司
策划编辑　深圳市金版文化发展股份有限公司
封面设计　深圳市金版文化发展股份有限公司
出　　版　黑龙江科学技术出版社
地址：哈尔滨市南岗区公安街70-2号　邮编：150007
电话：（0451）53642106　传真：（0451）53642143
网址：www.lkcbs.cn
发　　行　全国新华书店
印　　刷　深圳市雅佳图印刷有限公司
开　　本　685 mm×920 mm　1/16
印　　张　13
字　　数　200千字
版　　次　2018年1月第1版
印　　次　2018年1月第1次印刷
书　　号　ISBN 978-7-5388-9442-4
定　　价　39.80元

目录 CONTENTS

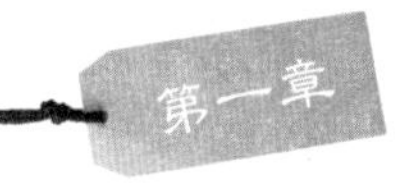

学会吃！快速调理神经及精神科常见疾病

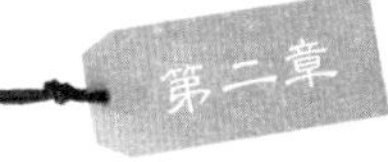

学会吃！快速调理五官科常见疾病

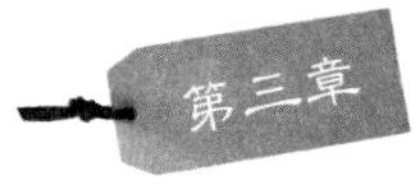

学会吃！快速调理消化系统常见疾病

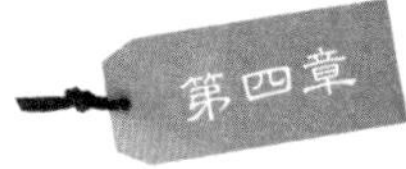

学会吃！快速调理呼吸系统常见疾病

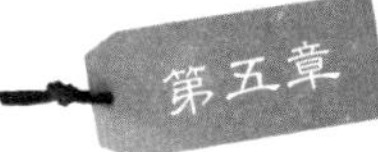

学会吃！快速调理心脑血管常见疾病

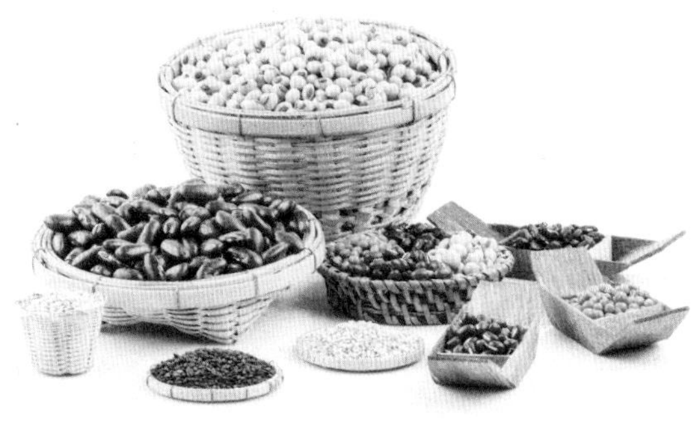

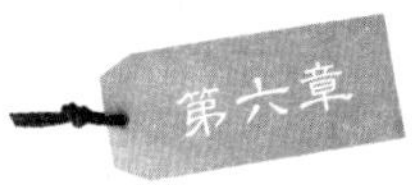

学会吃！快速调理内分泌系统常见疾病

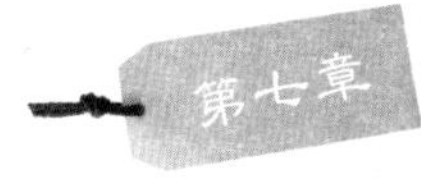

学会吃！快速调理骨科、皮肤科常见疾病

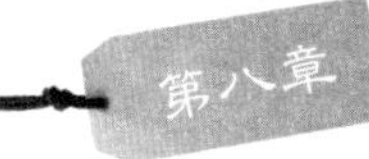

学会吃！快速调理泌尿生殖系统常见疾病

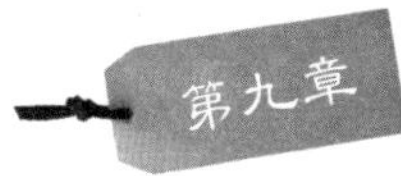

学会吃！快速调理妇科常见疾病

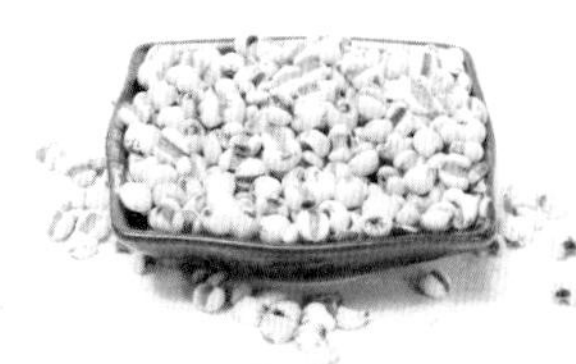

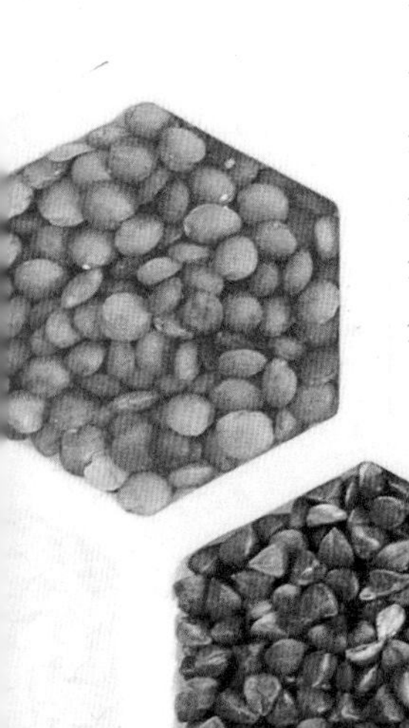

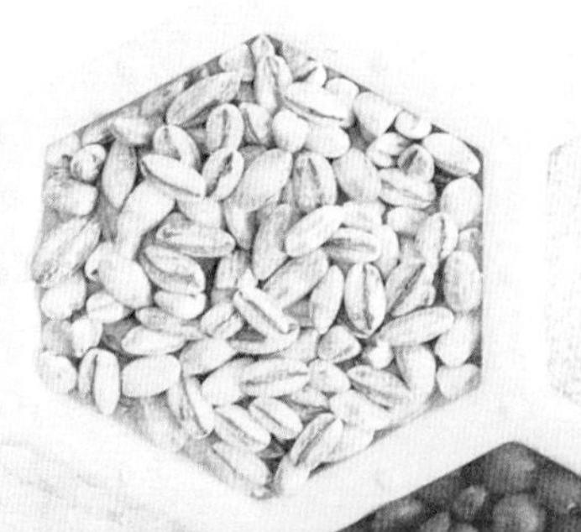

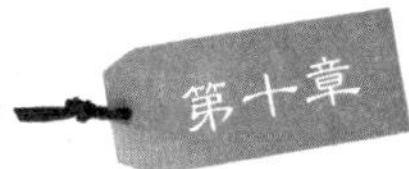

第十章 学会吃！快速调理儿科常见疾病

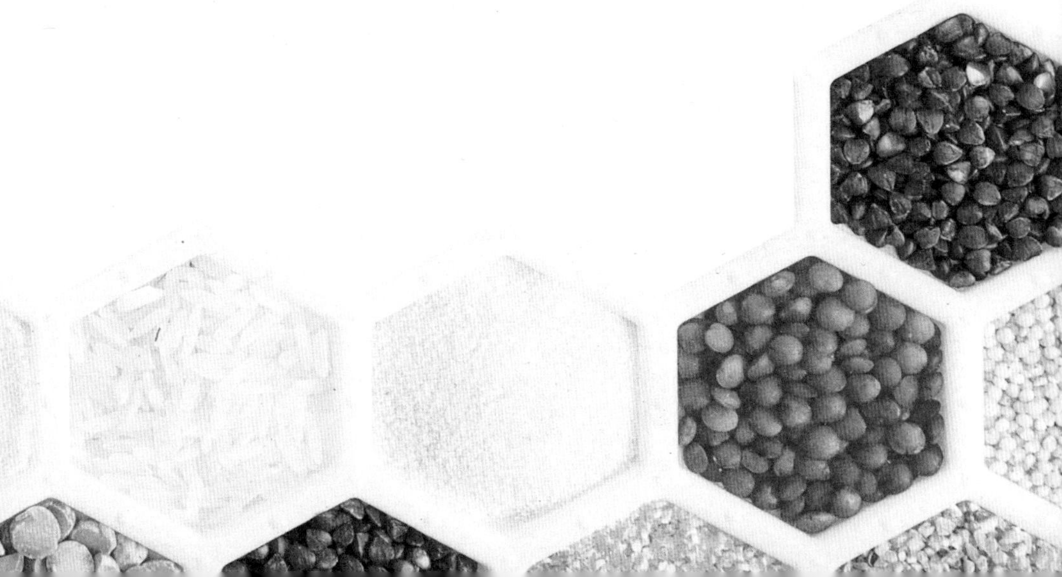

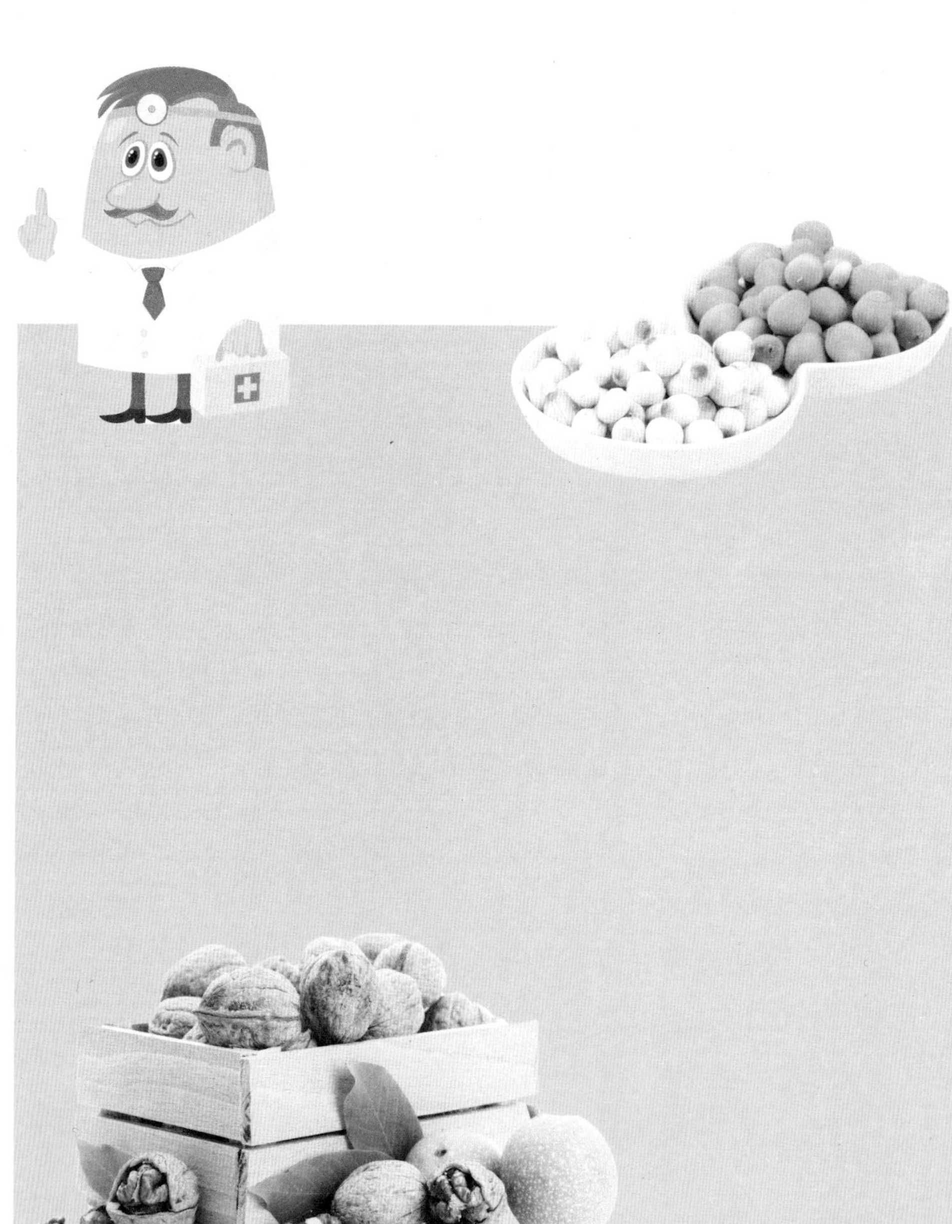

第一章

学会吃！快速调理神经及精神科常见疾病

神经系统是机体内起主导作用的系统。内、外环境的各种信息由感受器接收后，通过周围神经传递到脑和脊髓的各级中枢进行整合，再经周围神经控制和调节机体各系统器官的活动，以维持机体与内、外环境的相对平衡。神经系统是由神经细胞（神经元）和神经胶质所组成的。神经系统分为中枢神经系统和周围神经系统两大部分。

临床上常见的神经科疾病包括帕金森病、坐骨神经痛等，精神科疾病包括神经衰弱、失眠、抑郁症等。

常用于食疗神经及精神科疾病的食材有鱼头、猪脑、莲子、小米、牛奶、桂圆、红枣、核桃、猪肝、菠萝、苹果、橘子、荔枝、豆制品、香蕉、羊肉等。

常用于治疗神经及精神科疾病的中药材有灵芝、何首乌、远志、酸枣仁、柏子仁、益智仁、夜交藤、合欢皮、香附、杜仲、天麻、川芎、当归、蝎子等。

抑郁症

抑郁症又称忧郁症，是一种常见的心境障碍疾病，以显著而持久的心境低落为主要临床特征，严重者可出现自杀念头和行为。

发病原因

抑郁症的发生是生物、心理、社会等因素相互作用的结果。生物因素指的是遗传因素，调查显示，与患病者血缘关系越近的人，患病概率越高。

症状分析

情绪低落 程度较轻的患者感到闷闷不乐，无愉快感，对任何事都缺乏兴趣，感到“心里压抑”“高兴不起来”；程度重者悲观绝望，有度日如年、生不如死之感。典型的抑郁心境还具有早晨重夜晚轻的节律特点。

思维迟缓 思维反应迟钝，或者记忆力、注意力减退，学习或者工作能力下降。

意志活动减退 做事犹豫不决，缺乏动力，对以往可以胜任的工作现在却感到无法应付，常有挫败感、无用感、无价值感。

其他症状 患者会出现睡眠障碍，如失眠、早醒，或睡眠过多；部分患者会出现食欲减退、腹胀、便秘、头痛、胸闷、身体逐渐消瘦、性欲减退等症状。

治疗原则

治疗抑郁症主要以服用药物为主，心理治疗为辅。平常的饮食调理也是很好的辅助治疗手段。治疗抑郁症时应通过设法缓解患者紧张焦虑的情绪，增加血清素（一种能使人产生愉悦情绪的物质）含量等方法来改善抑郁症状。

民间秘方

1. 将10克柏子仁磨成粉，香附、郁金、菊花（各8克）洗净，一起放入锅中，加水适量煎汁，再加入适量蜂蜜，可代茶饮用，每天1杯。可养心安神、补益气血，缓解焦虑情绪。

2. 将半个菠萝、1根胡萝卜搅打成汁，加蜂蜜饮用。能补肝益肾、养血明目，可增加血清素含量，缓解焦虑情绪。

抑郁症调理食谱

菠萝甜汤

原料

菠萝 250 克，白糖 60 克

制作

1 将菠萝去皮，洗净，切成块。

2 锅中加水 300 毫升，放入菠萝块，大火煮沸。

3 调入白糖即成。

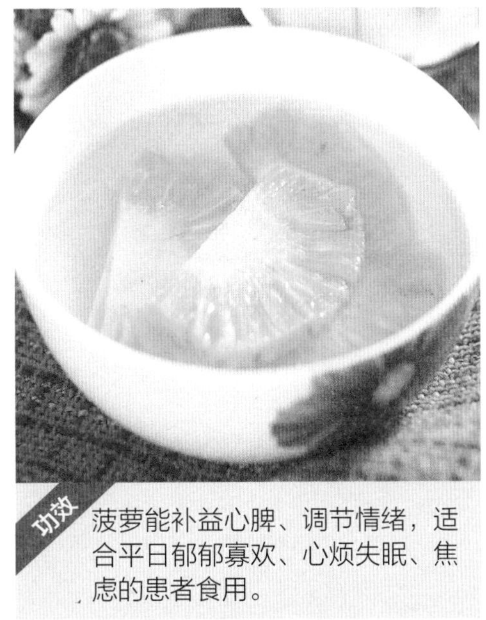

功效 菠萝能补益心脾、调节情绪，适合平日郁郁寡欢、心烦失眠、焦虑的患者食用。

香附陈皮炒肉

原料

瘦猪肉 200 克，香附 10 克，陈皮、盐各 3 克，食用油适量

制作

1 先将香附、陈皮洗净，陈皮切丝备用；瘦猪肉洗净，切片备用。

2 在锅内放适量油，烧热后放入猪肉片，翻炒片刻。

3 加适量清水烧至猪肉熟，放入陈皮、香附及盐翻炒几下即可。

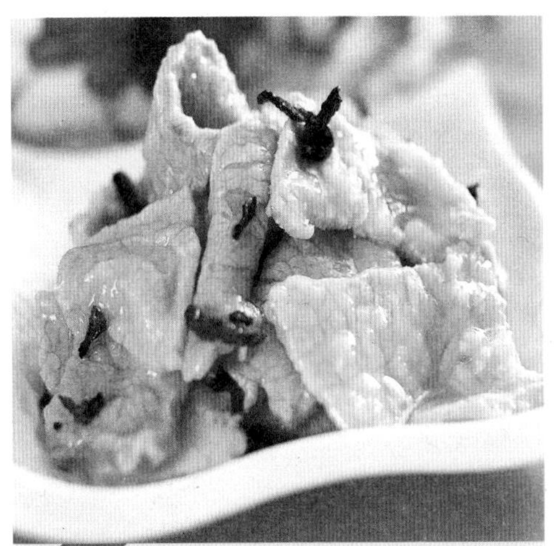

功效 本品有疏肝解郁、行气止痛的功效，适用于郁郁寡欢、食欲不振的患者食用。

抑郁症患者的饮食禁忌

NO 禁食对神经有刺激性的食物

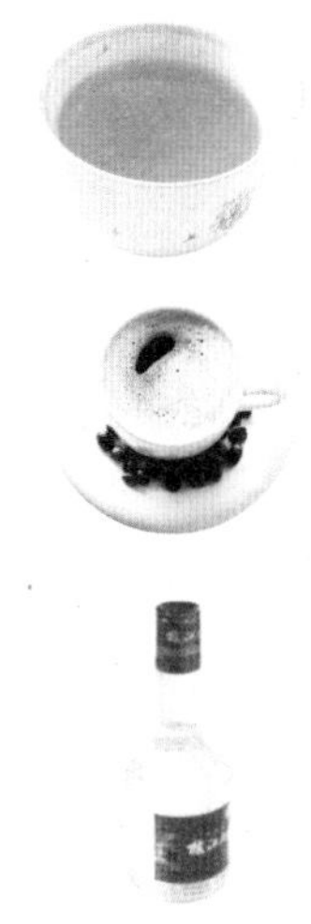

原因： 咖啡和浓茶中含有咖啡因，抑郁症患者饮用后，在短时间内有一定的提神作用，但是长期饮用会对此形成依赖，引起精神、心理上的恶性循环，从而加重抑郁症的病情。此外，饮用过多或不适当地饮用咖啡和浓茶还会影响睡眠质量，造成失眠，睡眠不好可加重抑郁症的病情。白酒会损害人的中枢神经系统，使神经系统出现兴奋状态，然后转归到高度的抑制状态，严重破坏神经系统的正常功能，从而引发焦虑、抑郁、意识障碍等病症。

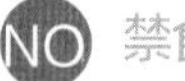

NO 禁食辛辣刺激、性温热的调料和食物

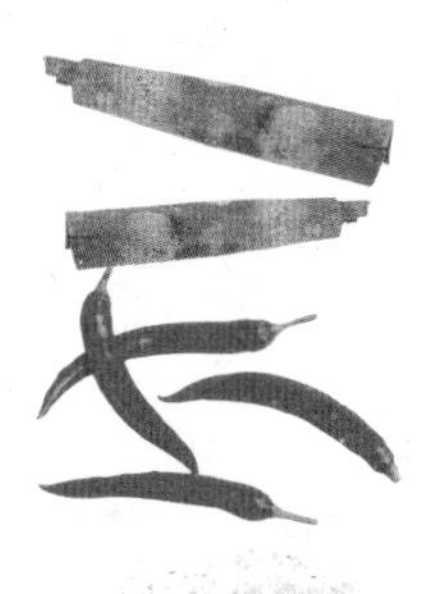

原因： 食用性温热的调料和食物，很容易助热上火，加重抑郁症患者阴虚火旺的病情，使心悸失眠、多言善惊、头晕目眩、心烦易怒、面色潮红、五心烦热、潮热盗汗等症状加重，不利于抑郁症的病情。辣椒、桂皮、丁香花（气味）具有一定的刺激性，它们可刺激交感神经，使人处于兴奋状态，影响睡眠，从而加重病情。爆米花还含有毒性很多的铅，长期摄入可致慢性铅中毒，出现头痛、睡眠差、记忆力减退等症。

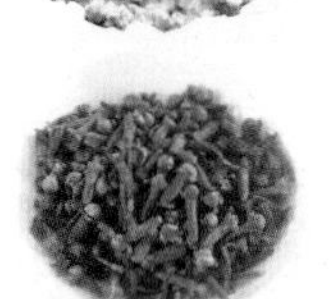

帕金森病

帕金森病又称震颤麻痹，本身不会致命，但如果没有得到及时、合理的治疗，病情将会逐渐加重，导致患者生活不能自理，并会引起很多并发症。

发病原因

帕金森病的发病原因目前医学界还没有明确的结论，其病理改变多为脑部神经元变性，以致不能产生足够的多巴胺而发病。

临床症状

运动障碍　开始活动时动作困难、吃力、缓慢，如起身时全身不动，持续数秒至数十分钟，叫作“冻结发作”。做重复动作时，幅度和速度均逐渐减弱。有的患者书写时，字越写越小，称为“小写症”。还会出现语言困难、吞咽困难等。

震颤　典型的震颤表现为静止性震颤，就是患者在静止的状况下，出现不自主的颤抖。颤抖往往是从一侧手指开始，缓慢波及全身。

肌肉僵直　四肢、颈部、面部的肌肉发硬，活动时有费力、沉重和无力感，可出现面部表情僵硬、呆板，眨眼动作减少，造成“面具脸”。身体向前弯曲，以及走路、转颈和转身动作特别缓慢、困难，行走时不摆臂，以碎步、前冲动作行走，即为“慌张步态”。

其他症状　易激动，易冲动，汗液、唾液等分泌增多。

治疗原则

对于帕金森病，目前的治疗方法主要以药物为主，辅以物理疗法、中医针灸疗法。平时的饮食可通过促进神经传递素多巴胺的生成以及兴奋中枢神经来进行调理，可有效缓解患者手足震颤、嗜睡等症状。

民间秘方

1. 将120克陈蚕豆洗净，入锅内加红糖和500毫升水，以大火烧沸转小火煮至蚕豆熟软即可食用，日服3次。

2. 将400克牛肉洗净、切块，略煮后捞出待用；蚕豆洗净；锅内放入牛瘦肉块、蚕豆、盐、料酒、姜片和适量清水以大火煮沸，改小火炖至牛肉熟烂，调味即可。

帕金森病调理食谱

天麻地龙炖牛肉

原料

天麻 10 克，地龙 8 克，牛肉 500 克，盐、葱段、胡椒粉、姜片、酱油、料酒、食用油各适量

制作

1 牛肉洗净，切块，入锅中加水烧沸，略煮捞出，牛肉汤待用。

2 天麻、地龙洗净，备用。

3 油锅烧热，加葱段、姜片煸香，加酱油、料酒和牛肉汤烧沸，调入盐、胡椒粉，再放入牛肉、天麻、地龙同炖至肉烂即可。

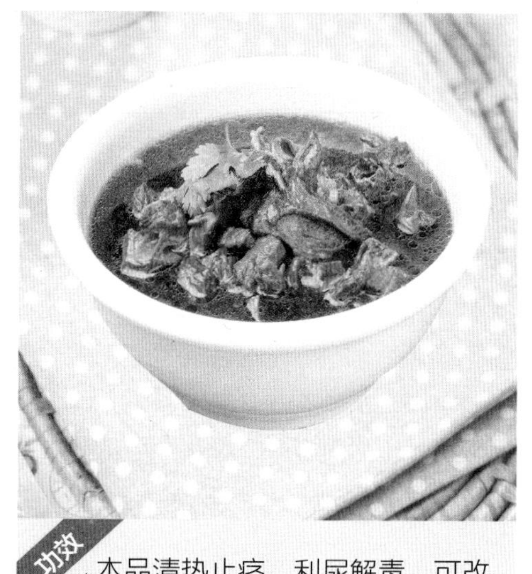

功效 本品清热止痉、利尿解毒，可改善手足震颤的症状。

天麻川芎鱼头汤

原料

鲢鱼头半个，干天麻、川芎各 5 克，盐 6 克

制作

1 将鲢鱼头处理干净，斩块；干天麻、川芎洗净，浸泡备用。

2 净锅上火倒入水，下入鲢鱼头、天麻、川芎煲至熟。

3 加盐调味即可。

功效 本品具有息风止痉、祛风通络的作用，适合动脉粥样硬化、脑卒中半身不遂等患者食用。

帕金森病患者的饮食禁忌

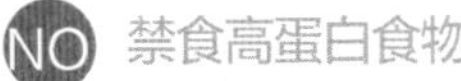

NO 禁食高蛋白食物

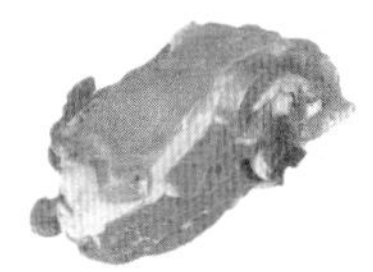

原因： 高蛋白饮食将减少左旋多巴（一种治疗帕金森病的处方药）在肠道的吸收和进入脑内，从而可明显降低左旋多巴的疗效。因此，应合理分配蛋白质的摄入量，将高蛋白饮食放在晚餐，因为晚间通常不服药。服药与进食应间隔 40 分钟。调整糖类与蛋白质的比例，饮食中糖类与蛋白质的比例以 7:1 为宜。

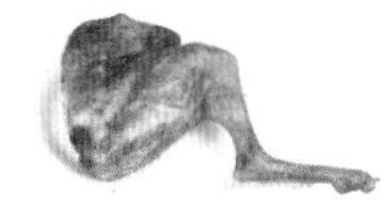

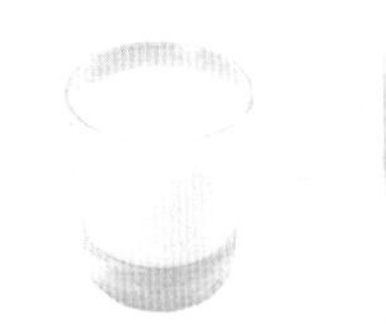

NO 禁食富含拟胆碱、富含维生素 B_6 的食物

原因： 使用抗胆碱药治疗的帕金森患者要忌食槟榔等含拟胆碱的食物，因为抗胆碱药能阻滞胆碱受体，使递质乙酰胆碱不能与受体结合，它呈现与拟胆碱相反的作用，故槟榔会抑制抗胆碱药发挥作用。而富含维生素 B_6 的食物，会进一步加强左旋多巴类药物在脑外被破坏，使最后进入脑部的左旋多巴减少，从而影响左旋多巴类药物的临床功效。

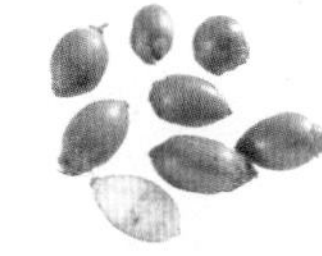

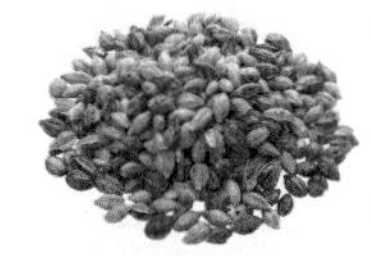

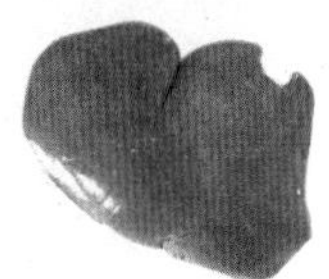

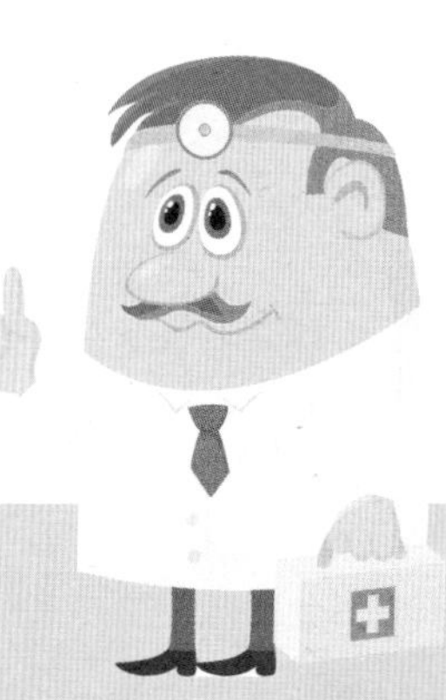

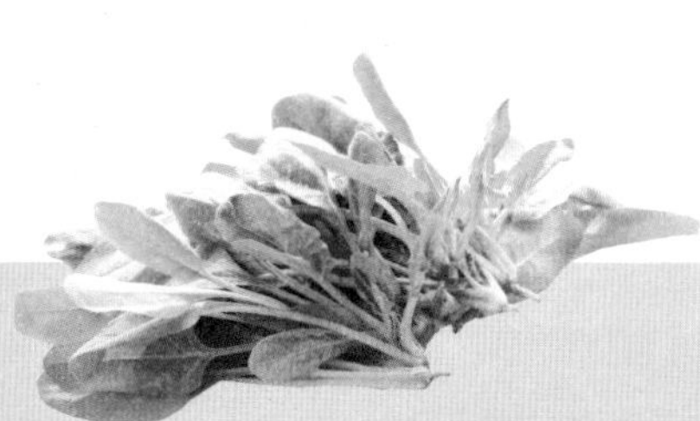

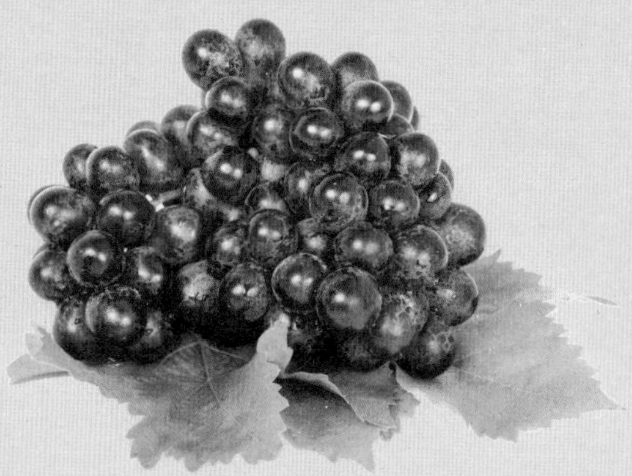

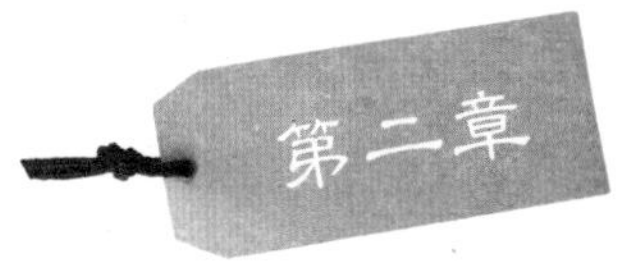

学会吃！快速调理五官科常见疾病

五官科疾病已经严重地影响到了我们的正常生活，对人体有很大的伤害。如五官科疾病中的鼻炎，其发病的临床症状各异，危害极大，当影响鼻腔的生理功能时，会出现呼吸障碍，引发血氧浓度降低，影响其他组织和器官的功能与代谢，从而出现一些如头痛、头晕、记忆力下降，以及胸痛、胸闷、精神萎靡等，甚至会出现肺气肿、肺心病、哮喘等严重并发症。

常用于食疗五官科疾病的食材有葡萄、乳酪、绿豆、薏米、赤小豆、黑米、萝卜、生姜、莲藕、冬瓜、香菇、黑木耳、银耳、丝瓜、猪肝、菠菜等。

常用于治疗五官科疾病的中药材有金银花、黄连、鱼腥草、板蓝根、薄荷、罗汉果、川芎、苍术、辛夷、细辛、葱白、白芷、决明子、麻黄、黄芪、党参、地龙、枸杞、熟地等。

口腔溃疡

口腔溃疡又称为“口疮”，是发生在口腔黏膜上的表浅性溃疡，多发生于唇内侧、舌尖、舌缘、舌腹、颊、软腭、前庭沟部位。

发病原因

原发性口腔溃疡的诱因可能是局部创伤、精神紧张、上火及维生素或微量元素缺乏等。复发性口腔溃疡常与缺乏 B 族维生素以及消化道疾病有关。

临床症状

轻型口疮 溃疡呈圆形或椭圆形，大小、数目不等，分布比较分散，溃疡面边缘整齐，周围有红晕，有疼痛感，愈后不留瘢痕，常反复发作。

疱疹样口疮 溃疡小且数目可多达 20 个以上，分布较广泛，不成簇，无融合现象。患者有疼痛及伴有头痛、低热等全身症状，愈后不留瘢痕。

腺周口疮 溃疡好发于唇内侧及口角区黏膜，多单个发生，且大而深，呈“弹坑”状，边缘隆起，底不平，微硬。病程较长，愈后易留下瘢痕。

治疗原则

大多数口腔溃疡与上火有关，治疗宜清热泻火。其次，缺锌也会导致溃疡加重，影响创面愈合，因此缺锌的口腔溃疡患者宜补锌。复发性口腔溃疡常与缺乏 B 族维生素有关，此类口腔溃疡患者，治疗时宜补充足够的 B 族维生素。

民间秘方

1. 取决明子、牛膝各 10 克，沙参、枸杞各 15 克，煎取药汁饮用，每日 1 次。有滋阴清热、抑制口腔细菌的功效。

2. 取 20 克决明子、10 克枸杞、3 克菊花分别洗净，入杯中加沸水冲泡，闷 15 分钟即可代茶饮用。本品可疏风清热、清肝泻火、活血解毒，能改善头晕目眩、烦躁易怒、高血压等症。

口腔溃疡调理食谱

赤小豆薏米汤

原料

赤小豆、薏米各 100 克

制作

1 赤小豆、薏米分别洗净，浸泡数小时。

2 锅置于火上，加水 500 毫升，大火煮开，再倒入赤小豆、薏米用文火煮烂即可。

3 可分 3 次食用。

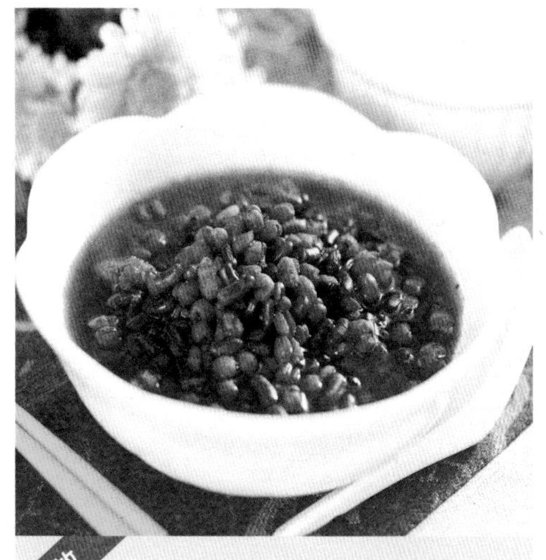

功效 本品具有清热解毒、健脾利尿的功效，适合口腔溃疡、小便涩痛、目赤肿痛等患者食用。

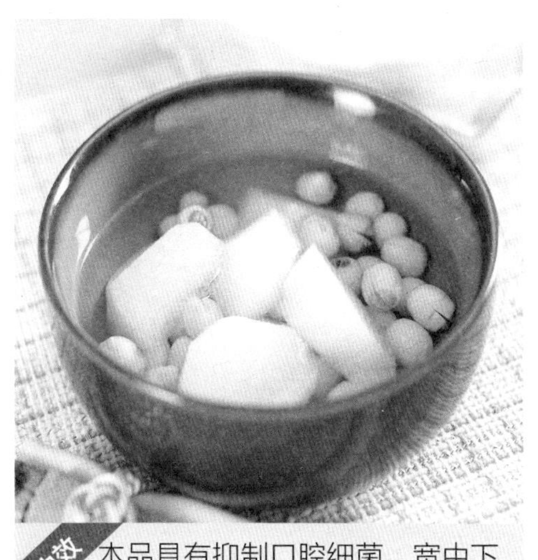

功效 本品具有抑制口腔细菌、宽中下气、清热润肺、解毒的功效，适合口腔溃疡、胃肠食积患者食用。

莲子萝卜汤

原料

莲子 30 克，白萝卜 250 克，白糖适量

制作

1 将莲子去莲心，洗净；白萝卜洗净，切片，备用。

2 锅内加适量水，放入莲子，大火烧沸，改用小火煮 10 分钟，再放入萝卜片，小火煮沸 5 分钟。

3 调入白糖即成。

口腔溃疡患者的饮食禁忌

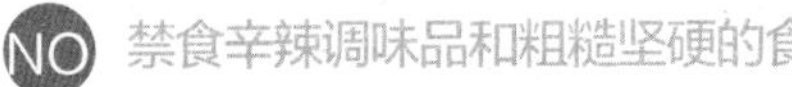

NO 禁食辛辣调味品和粗糙坚硬的食物

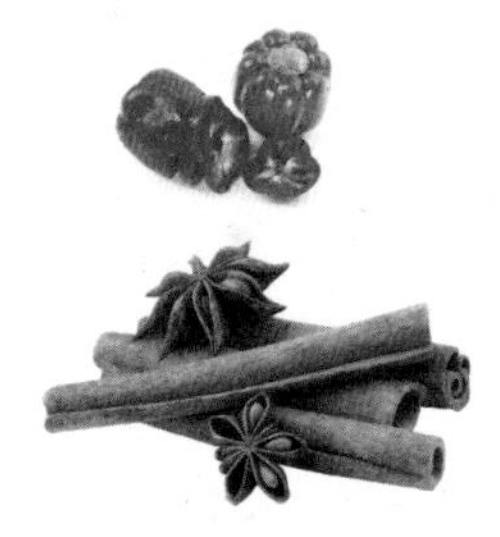

原因： 辛辣调味品：如辣椒、醋、姜、葱、八角等。这些食物不但会诱发疼痛，还会刺激溃疡面，使其进一步扩大。粗糙坚硬的食物：如炸排骨、炸鸡腿、坚果之类。因为这些坚硬的食物容易在溃面产生摩擦，加重病情。

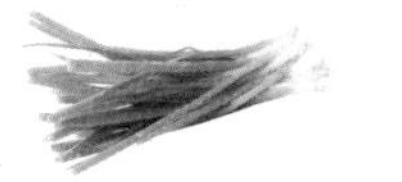

NO 禁食研磨后的食物以及刺激食物

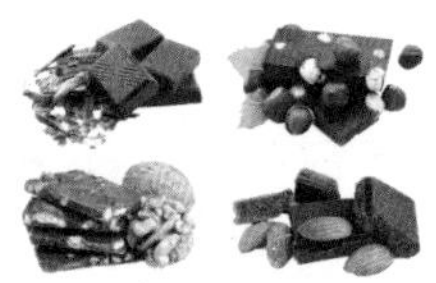

原因： 因为研磨后的食物容易黏附在溃面表面，影响溃面的愈合，比如面包末等；口香糖、巧克力、烟酒、咖啡、烫的食物及辛辣烧烤、油炸品等，这些都易引发或加重口腔溃疡的病情。

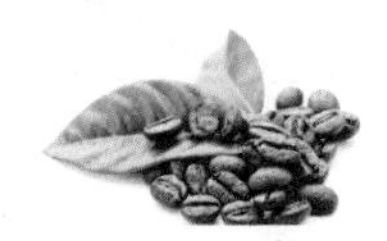

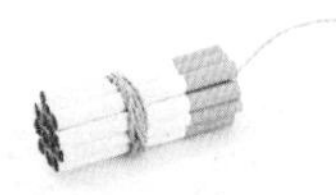

鼻炎

鼻窦炎是鼻窦黏膜的非特异性炎症，为一种鼻科常见病，以鼻塞、多脓涕、头痛为主要表现，可伴有轻重不一的鼻塞、头痛及嗅觉障碍。

发病原因

西医认为鼻炎是机体因受凉、过劳、抵抗力降低或鼻腔黏膜防御功能受到破坏时，病毒侵入机体生长繁殖而产生的鼻腔黏膜炎症。中医认为，鼻炎是脾肺虚弱、肺气不足以致不能抗御外邪，易感受风热、风寒之邪所致。

临床症状

间歇性和交替性鼻塞　如在白天、天热、劳动或运动时鼻塞减轻，而夜间、寒冷或静坐时鼻塞加重。或侧卧时，居下侧鼻腔阻塞，上侧鼻腔通气良好。

多涕　鼻涕常为黏液性或黏脓性，偶成脓性，多有腥臭味。

嗅觉下降　多由于鼻黏膜肿胀导致鼻塞，气流不能进入嗅觉区域，或是嗅区黏膜受慢性炎症长期刺激，导致嗅觉功能减退或消失。

头痛、头昏　慢性鼻窦炎多表现为头沉重感，说话呈闭塞性鼻音。

其他全身症状　多数人体有疲倦、记忆力减退、失眠、食欲不振等症。

治疗原则

单纯性鼻炎多因细菌感染引起，治疗应以消炎杀菌、通鼻窍为主，可改善患者鼻塞、鼻痒、流脓涕等症状。而过敏性鼻炎的治疗应以抗过敏、抗变态反应为主，主要改善患者敏感体质，缓解鼻痒、喷嚏连连等症状。

民间秘方

慢性鼻炎患者可将苍耳子 12 克、辛夷、白芷各 9 克、薄荷 4.5 克、茶叶 2 克、葱白 2 根，烘干并研成粉末，将粉末入杯中用沸水冲泡即可当茶饮用，每日 1 次。可宣肺通窍、消炎止痛、消肿排脓、抗癌、镇静，使通气顺畅。

鼻炎调理食谱

黄花菜鱼头汤

原料

鳙鱼（又称胖头鱼）头 100 克，红枣、黄花菜各 15 克，苍耳子 6 克，白芷、白术各 8 克，细辛 5 克，生姜片、盐各适量

制作

1 将鳙鱼头洗净沥水。锅内放油，烧热后把鱼头两面稍煎一下，备用。

2 将除盐以外的所有原料放入砂锅中，加水适量，以小火炖 2 小时。

3 加盐调味即可。

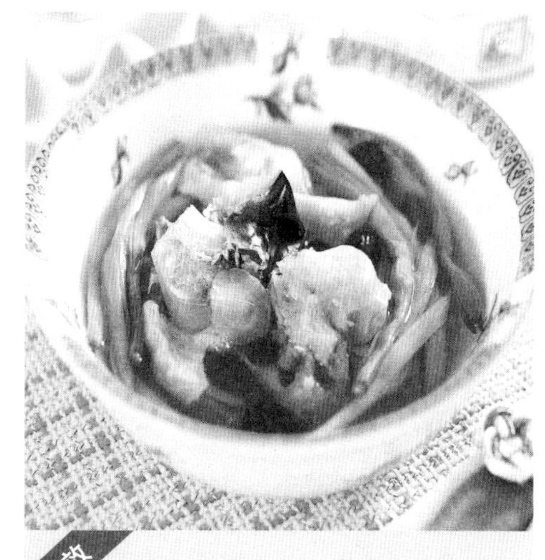

功效 本品能消炎通窍，可缓解鼻塞流涕、打喷嚏、头昏、鼻痒等症状。

功效 本品清热解表，可辅助治疗风热感冒引起的鼻塞、流黄涕，以及慢性鼻炎、鼻窦炎等病症。

金银花鱼腥草白芷茶

原料

金银花 15 克，鱼腥草、白芷各 10 克，辛夷 8 克，白糖适量

制作

1 将金银花、鱼腥草、白芷、辛夷洗净，备用。

2 将洗净的药材放入炖盅内，然后加入适量的清水，用小火煮大约 5 分钟。

3 取汁倒入杯中，加入适量白糖搅拌均匀，等稍凉后即可饮用。

鼻炎患者的饮食禁忌

NO 禁食生冷寒凉的食物

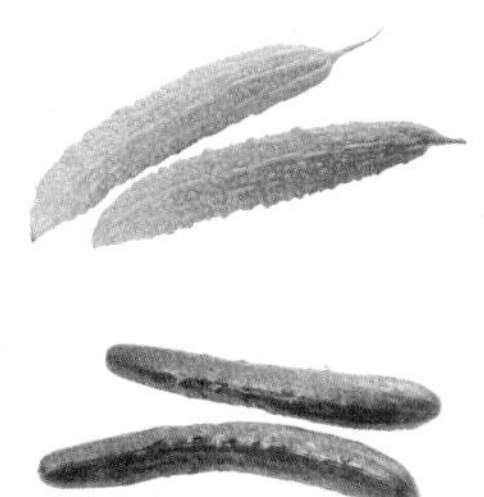

原因： 中医认为，鼻炎是由于肾虚、气不归元，从而导致脾气虚、肺气虚，肺气虚则卫表不固，风寒乘虚而入，侵入机体而致病。所以，中医常将鼻炎辨证为肺气虚，或肺脾两虚、肺肾两虚，又或肺、脾、肾三脏俱虚。而生冷寒凉的食物最容易损肺脾阳气，加重风寒之邪在体内的积聚，使虚寒症状加重。

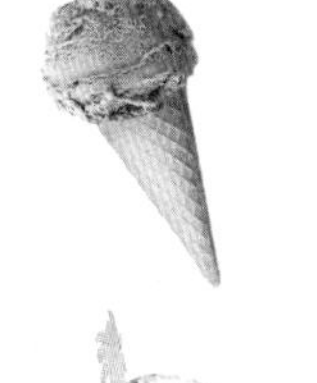

NO 禁食辛辣刺激性的食物

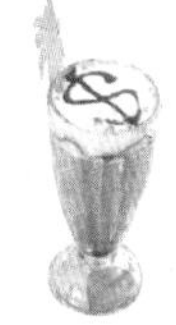

原因： 辣椒、胡椒、芥末等食物均具有强烈的刺激性，可刺激鼻腔黏膜，使其充血、水肿，加重鼻炎的症状。而且这些食物均为燥热之品，多食会助热上火，对于感染风热之邪，致热毒浊涕阻鼻窍而致的鼻炎患者来说，食用后只会加重热毒的积聚，从而加重鼻炎的病情。

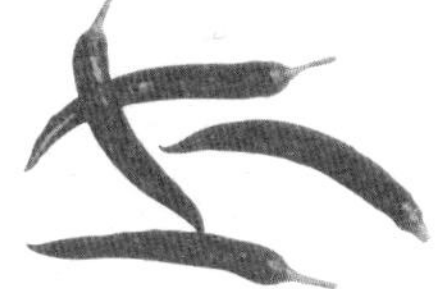

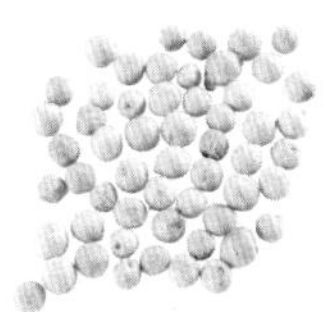

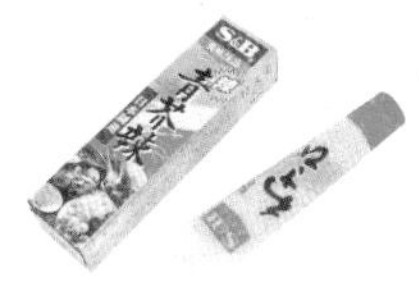

咽炎

咽炎多由病毒和细菌感染引起，主要致病菌为链球菌、葡萄球菌和肺炎球菌等。好发于长期吸烟者、长期遭受有害气体刺激者、多语者、嗜酒者。

发病原因

鼻的疾病、扁桃体炎、龋齿、粉尘及化学气体过敏、烟酒过度以及贫血、便秘、肝脏病、肾脏病等都可引起咽炎。

临床症状

急性咽炎 起病急，初起时咽部干燥、灼热；继而疼痛，吞咽唾液时咽痛往往比进食时更为明显，可伴发热、头痛、食欲不振、四肢酸痛、大便干、口干渴；侵及喉部，可伴声嘶和咳嗽。如果咽痛剧烈，影响吞咽，还会造成体内营养、代谢失调。如果急性咽炎治疗不及时，会反复发作，转为慢性。

慢性咽炎 咽部不适，如干、痒、胀，分泌物多，咽痒引起阵阵刺激性咳嗽，易干恶，咽部有异物感，咳之不出，咽之不下。尤其是在说话稍多、食用刺激性食物后，以及疲劳或天气变化时症状会加重。若是干燥或萎缩性咽炎，则咽干明显，讲话和咽唾液也感费劲，需频频饮水湿润，甚至夜间也需要起床喝几次水。

治疗原则

慢性咽炎与患者自身免疫功能低下有直接关系。因此，只要增强患者的抗病能力，便可治愈此病。急性脓毒性咽炎多由溶血性链球菌引起，症状较严重，咽喉部红肿化脓，治疗时以杀灭溶血性链球菌为主要治疗手段。

民间秘方

1. 将麦冬15克、玄参、桔梗各10克、甘草6克用水煎服，每日1剂，频频饮用。可滋阴润燥、清热利咽、化痰止咳，对慢性咽炎有较好疗效。

2. 取马鞭草（叶子）10克，洗净捣成汁，加入人乳调和，分2~3次含服，每日1次。可清热、消炎、止痛，治疗咽喉疼痛。

咽炎调理食谱

冬瓜薏米煲老鸭

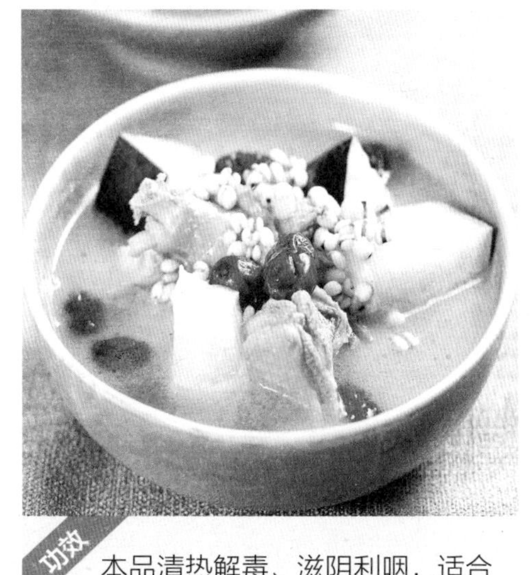

原料

冬瓜200克，鸭1只，连翘15克，红枣、薏米各少许，姜、盐、鸡精、胡椒粉、香油、食用油各适量

制作

1 冬瓜洗净切块；鸭洗净剁成块；姜去皮，切片；红枣、连翘洗净。

2 锅上火，油烧热，爆香姜片，加入清水烧沸，下鸭块汆烫后捞起。

3 将鸭块转入砂钵内，放入红枣、连翘、薏米、冬瓜煲至熟，调入盐、鸡精、胡椒粉，淋入香油即可。

功效 本品清热解毒、滋阴利咽，适合咽喉干燥、喉间有异物感者。

甘草清咽汤

原料

甘草5克，胖大海、玄参、玉竹各10克，白糖少许

制作

1 将玄参、玉竹、甘草洗净，放入锅内。

2 加清水煮沸15分钟后离火。

3 加入白糖，最后加入洗净的胖大海，凉后放入冰箱，食用时取出即可。

功效 本品可解咽喉干燥，对干燥性咽炎有很好的疗效。

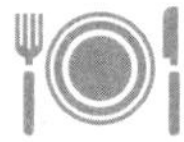

咽炎患者的饮食禁忌

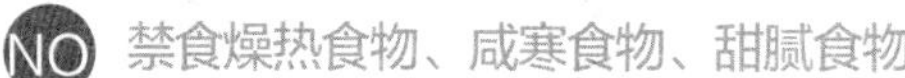

NO 禁食燥热食物、咸寒食物、甜腻食物

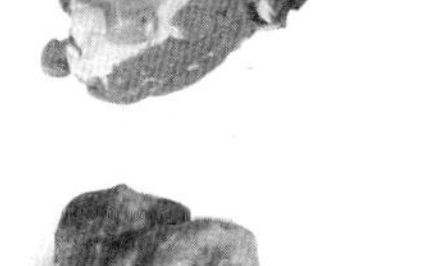

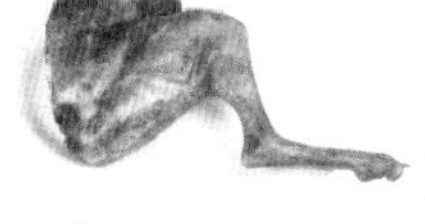

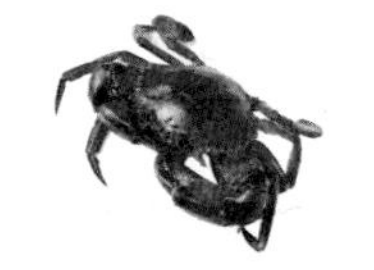

原因： 咽炎患者食用燥热食物，如羊肉、狗肉等，可助热致燥，使津液亏损，不利于咽炎患者的病情。咸鱼、咸蟹等咸寒食物以及冰激凌等可使咽喉部黏液分泌增多，从而引发或加重咽喉的炎症病情。另外，冰激凌的温度很低，甚至接近 0℃，而人体的正常体温为 37℃，如此悬殊的温差可刺激咽喉黏膜，使其充血、水肿，从而加重咽炎的病情。

NO 禁食炸、烤、爆的食物以及炒货

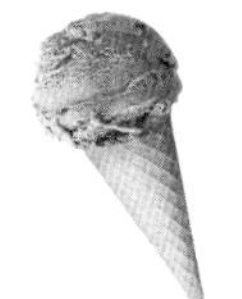

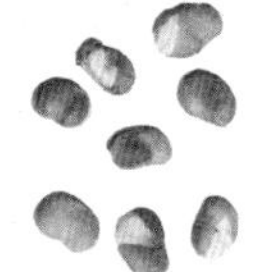

原因： 经过炸、烤、爆等烹调方式制作出来的食物，表面较粗糙，下咽时会刺激咽喉的局部黏膜，加重咽部的不适感。此外，此类食品均属于性热之品，食用后可助热致燥，使津液亏损，从而加重咽炎的病情。花生、蚕豆等原本是性平之物，但是经过炒制的花生由于“结合水”氢键被破坏掉，而变成了性燥热、易上火伤阴的食物了，所以咽炎患者也不宜食用。

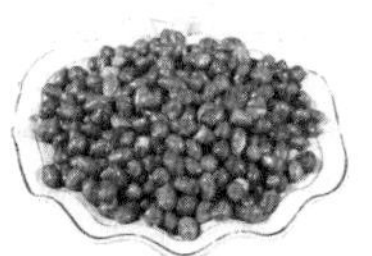

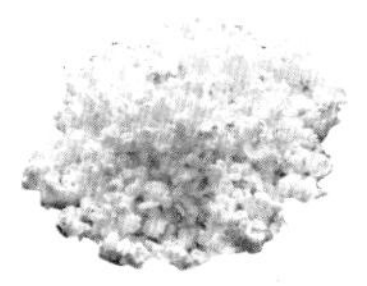

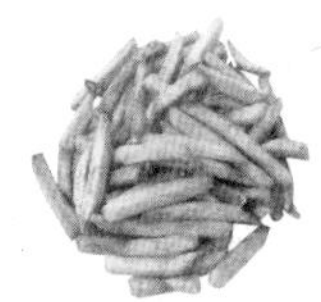

耳鸣、耳聋

耳鸣是指人们在没有任何外界条件的刺激下所产生的异常声音感觉，常常是耳聋的先兆。耳聋是听觉上的一种障碍，不能听到外界的声音。

发病原因

引起耳鸣、耳聋的原因很多，如药物使用不当而对耳蜗神经造成损害；血管痉挛、过度疲劳、内分泌失调等原因引起内耳供血不足、组织缺氧、代谢紊乱，导致耳神经感受器损害而造成听力下降，引起耳鸣、耳聋。

临床症状

轻度耳鸣 间歇发作，仅在夜间或安静的环境下出现耳鸣，如流水声。

中度耳鸣 持续耳鸣，在十分嘈杂的环境中仍感到耳鸣，有时会影响心情，心烦易怒。

重度耳鸣 持续耳鸣，严重影响听力和注意力，经常听不清别人的讲话，注意不到别人在和自己打招呼，时常心烦易怒。

极重度耳鸣 长期持续的耳鸣，常有头晕目眩症状，面对面交谈都难以听清对方的讲话，患者难以忍受耳鸣带来的痛苦。

耳聋 早期常不自觉，一般在发作期可感听力减退。病人虽有耳聋，但对高频音又觉刺耳，甚至听到巨大声音即感十分刺耳，此现象称重振。

治疗原则

中医认为耳鸣、耳聋与肝肾亏虚有着密切的关系。肾开窍于耳，肾气亏虚，则会导致两耳失养，出现耳鸣、耳聋，因此治疗重在滋补肝肾。此外，缺铁、缺锌也会使耳部养分供给不足，听觉细胞功能受损，导致听力下降，补铁、补锌则能有效预防耳鸣、耳聋的发生。

民间秘方

1. 将鸡血藤、熟地黄各15克、当归12克、白芍10克一起煎汁饮用。可滋养肝肾、明目解毒、补益精血，对耳聋、耳鸣、头晕目眩、心悸等均有疗效。

2. 将磁朱丸（布包）、杭芍、远志各9克、菖蒲3克、龙胆草1克用水煎服，每日1剂，分2~3次服，可治心肝火旺型耳鸣。

耳鸣、耳聋调理食谱

归芪猪肝汤

原料

当归6克，黄芪30克，猪肝150克，盐4克，香油3毫升

制作

1 猪肝洗净，切片，用少许盐稍腌渍，备用。

2 当归、黄芪洗净，用200毫升水煎两次，各煎半小时，将两次的汁混合。

3 药汁继续烧开，加入猪肝，煮熟，调入盐，淋香油即可。

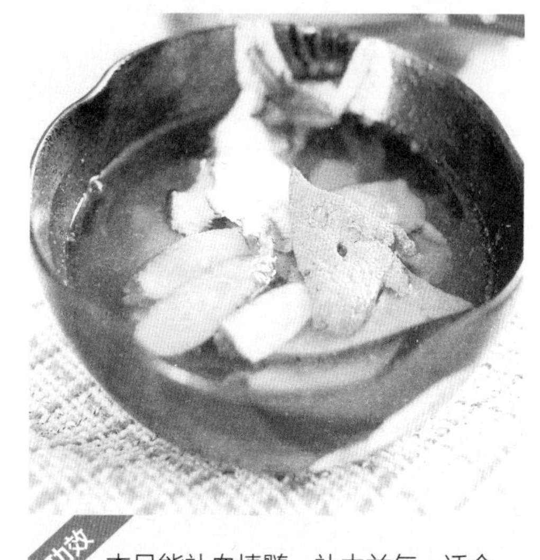

功效 本品能补血填髓、补中益气，适合组织缺氧引起的耳鸣、耳聋患者。

山茱萸枸杞瘦肉汤

原料

猪瘦肉100克，山茱萸10克，枸杞30克，龟板20克

制作

1 猪瘦肉洗净，切块。

2 山茱萸、枸杞、龟板加适量水煎40分钟，去渣取汁。

3 将药汁与猪瘦肉同煮至熟即可。

功效 本品能滋养肝肾、滋阴养血，适合肝肾阴虚引起的耳鸣患者。

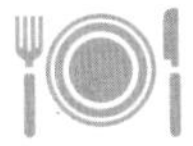

耳鸣、耳聋患者的饮食禁忌

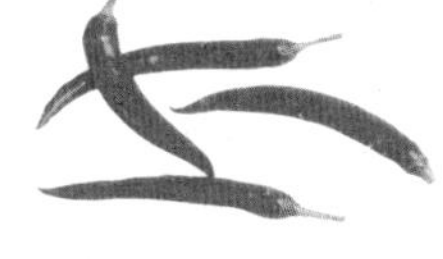

NO 禁食辛辣刺激性食物

原因： 辛辣刺激的食物均具有耗散的作用，久食可耗散精血，伤及肝肾，从而使耳鸣、耳聋症状加重。辣椒、芥末等均为性燥热之品，耳鸣、耳聋患者食用后可加重湿热之邪的积聚，使五脏六腑、十二经脉之气血不调而加剧耳鸣、耳聋。咖啡和浓茶中均含有咖啡因，咖啡因是一种具有兴奋神经中枢作用的黄嘌呤生物碱化合物，耳鸣、耳聋患者经常饮用会影响其睡眠质量，不利于病情恢复。

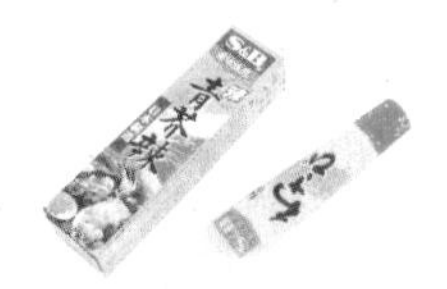

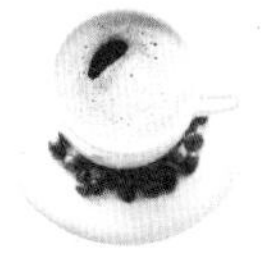

NO 禁食煎炸类食物以及冷饮

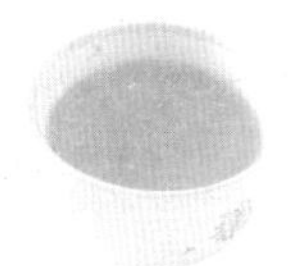

原因： 油条、炸薯条等煎炸类食物均为性燥热之品，耳鸣、耳聋患者食用后可加重湿热之邪的积聚，使五脏六腑、十二经脉之气血不调而加剧耳鸣、耳聋。冰激凌等寒凉食物会刺激血管收缩，不利于内耳的血液循环，导致听神经营养缺乏，引起耳聋、耳鸣或促使耳聋、耳鸣的症状加重。冰激凌还会对口腔黏膜造成很强的刺激，使腭部皮肤的神经产生放射性的疼痛，加重耳鸣、耳聋患者的不适。

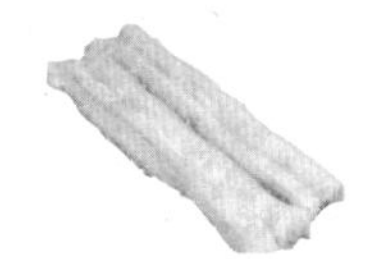

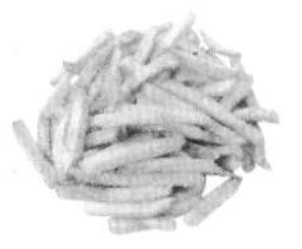

结膜炎

结膜炎俗称红眼病，是眼科的常见病。由于大部分结膜与外界直接接触，因此容易受到周围环境中感染性和非感染性因素的刺激。

发病原因

结膜炎是季节性传染病，好发于夏、秋季，传染性极强，常可暴发流行。结膜炎最常见的病因是微生物感染，包括细菌、病毒、衣原体、真菌等感染，物理性刺激、化学性损伤或免疫性病变以及全身性疾病也可引起结膜炎。

临床症状

患病前与结膜炎患者有接触史 患病前与结膜炎患者有接触，发病急，常在感染后1~2天内发病，且多数为双眼发病。

初期症状 患者初期双眼发烫、烧灼、畏光、眼红，自觉眼睛磨痛，像进入沙子般地滚痛难忍，紧接着眼皮红肿、怕光、流泪；晨起时分泌物多而难以睁眼，一般视力不受影响。有的病人结膜上出现小出血点或出血斑，分泌物呈黏液脓性。

全身症状 一般无明显全身症状，病情严重的患者可伴有头痛、发热、疲劳、耳前淋巴结肿大等全身症状。

治疗原则

结膜炎是由某些病原微生物或细菌感染引起的，具有很强的传染性，可通过毛巾、脸盆、游泳池水等传播给他人。因此，抑制病原微生物病毒和细菌才能有效防治此病。此外，缺乏维生素也会使得结膜干燥甚至变性，增加感染概率，因此营养结膜也可预防此病的发生。

民间秘方

1. 将桑叶15克、板蓝根15克洗净入锅，加适量清水煮沸后去渣取汁，加入适量蜂蜜即可代茶饮用。可清热散风、解毒明目，适合结膜炎患者食用。

2. 用金银花10克和绿豆80克搭配，与适量大米一起熬成粥后佐餐食用，非常适合结膜炎患者，可清热解毒、缓解疲劳。

结膜炎调理食谱

花菜炒西红柿

原料

花菜 250 克，西红柿 200 克，香菜 10 克，盐、鸡精、食用油各适量

制作

1 花菜去除根部，切成小朵洗净，焯水，捞出沥水待用；香菜洗净，切小段；西红柿洗净，切小丁。

2 锅中加油，烧至六成热。

3 将花菜和西红柿丁放入锅中，再调入盐、鸡精翻炒均匀，盛盘，撒上香菜段即可。

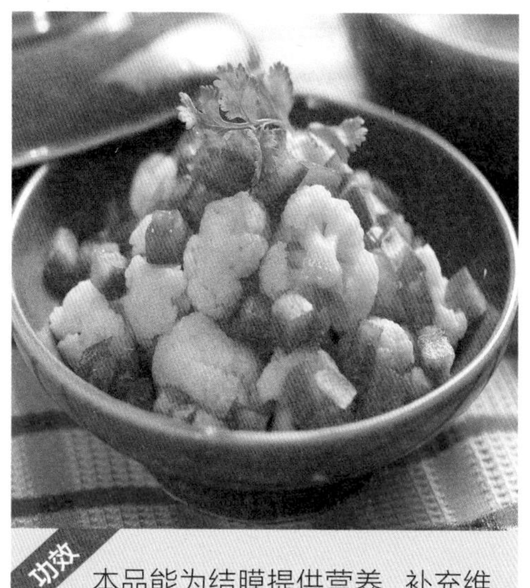

功效 本品能为结膜提供营养，补充维生素，适合结膜炎患者食用。

黄花菜马齿苋汤

原料

黄花菜、马齿苋各 50 克，苍术 10 克

制作

1 将黄花菜、马齿苋、苍术洗净，备用。

2 把黄花菜、马齿苋以及苍术放入锅中。

3 加入适量水煮成汤即可。

功效 本品能清热解毒、消炎止痛，适合结膜炎、痢疾等热症患者食用。

结膜炎患者的饮食禁忌

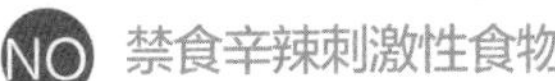

禁食辛辣刺激性食物

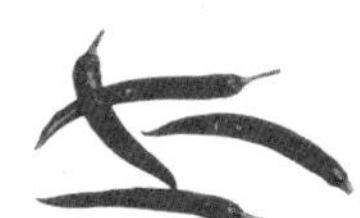

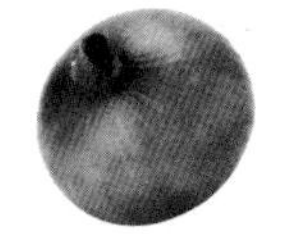

原因： 结膜炎患者食用辛辣刺激性的食物能够温肾助阳，使风热时邪内盛，并且还可耗损肺胃之阴，从而加剧风热时邪以及肺胃积热，加重结膜炎的病情。此外，这类食物的刺激性气味还会刺激眼睛，使其充血、黏液分泌增多，从而使炎症病情加重。而且此类食物皆为性温热辛散之品，味辛走窜行散，助火伤阴，不适宜结膜炎患者食用。

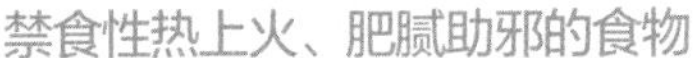

禁食性热上火、肥腻助邪的食物

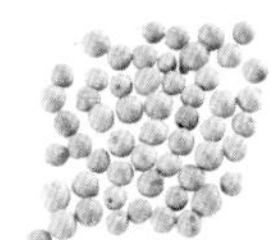

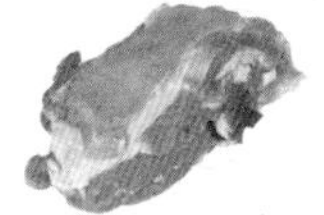

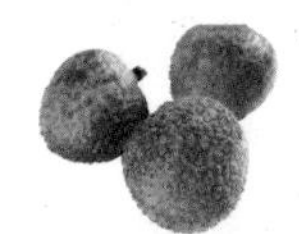

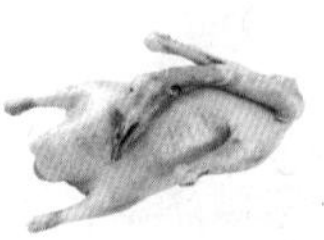

原因： 中医认为，结膜炎为风热邪毒或兼胃肠积热侵犯肝经，上攻于目所致。而此类食物性温热，可助邪热毒气，对于结膜炎患者来说，无疑是火上浇油。同时，它们还能够损及肝阴，使机体更容易受风热邪毒的侵袭，从而加重病情。此外，鹅肉还是常见的发物，《本草纲目》中早有记载：“鹅，气味俱厚，发风发疮，莫此为甚。”而《饮食须知》中也提出：“鹅卵性温，多食鹅卵发痼疾。”

腮腺炎

腮腺炎俗称"痄腮"，是由腮腺炎病毒侵染腮腺而引起的急性呼吸道传染病，冬春季节好发，多发于儿童和青少年。

发病原因

腮腺炎是由腮腺炎病毒侵犯腮腺引起的急性呼吸道传染病。病人是传染源，吸入患者口腔的飞沫是主要传播途径，一般接触病人后 3 周左右发病。

临床症状

有接触史　患者发病前 2~3 周有流行性腮腺炎接触史。

腮腺肿胀疼痛　患者主要表现为一侧或两侧耳垂下肿大，肿大的腮腺常呈半球形，以耳垂为中心边缘不清，表面发热有触痛，张口或咀嚼时局部感到疼痛。腮腺肿胀在发病 1~3 天最明显，以后逐渐消退，约 2 周肿胀完全退尽。

全身症状　患者在发病初期的 3~5 天，可出现发热、乏力、肌肉疼痛、食欲不振、头痛、呕吐、咽痛等症状，但多数患儿症状不重或不明显。不典型腮腺炎患者可无腮腺肿胀，而以单纯睾丸炎或脑膜脑炎的症状出现，也有仅见颌下腺或舌下腺肿胀者。

治疗原则

腮腺炎多因感染腮腺病毒引起，因此治疗本病首先要使用抗腮腺炎病毒药。由于患者的腮腺肿胀疼痛，因此应多吃清淡、易消化的流质或半流质食物，避免咀嚼加重腮腺疼痛。此外，治疗流行性腮腺炎还应抗感染、清热解毒。

民间秘方

1. 将黄柏、苍术各 10 克，分别洗净，放入锅中加适量水，大火煮沸后转小火熬 30 分钟，去渣取汁，加少许冰糖调匀代茶饮。

2. 将金银花、薏米（各 30 克），茯苓、川牛膝（各 20 克），苍术、白术（各 12 克）一起煎汤服用。每日 1 剂，分 2 次服，可清热解毒、抑制腮腺病毒。

腮腺炎调理食谱

黄连冬瓜鱼片汤

原料

鲷鱼 100 克，冬瓜 150 克，黄连 8 克、大青叶、嫩姜丝各 10 克，盐 2 小匙

制作

1 鲷鱼洗净，切片；冬瓜去皮洗净，切片；黄连、大青叶放入棉布袋。

2 将鲷鱼、冬瓜和棉布袋放入锅中，加入清水，以中火煮至熟。

3 取出棉布袋，加入姜丝、盐，关火即可食用。

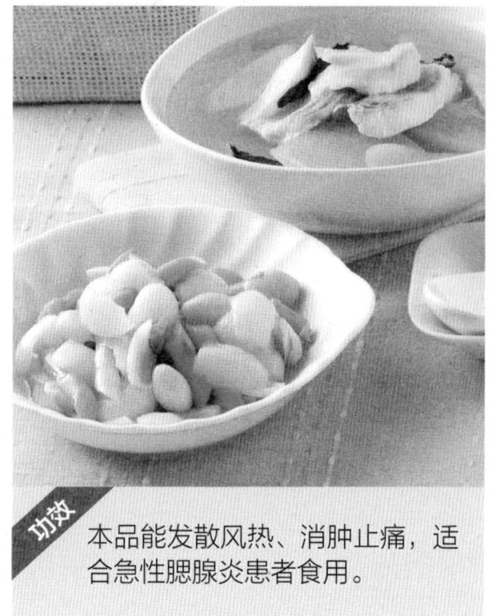

功效 本品能发散风热、消肿止痛，适合急性腮腺炎患者食用。

金银花板蓝根饮

原料

金银花 6 克，板蓝根 10 克，白糖适量

制作

1 将金银花、板蓝根洗净。

2 将金银花、板蓝根一同放入锅内，加入水，置大火上烧沸，再用小火煮 25 分钟，关火，去渣取汁。

3 加入白糖调味即可。

功效 本品能清热解毒、消炎止痛，适用于腮腺炎、流感等疾病患者。

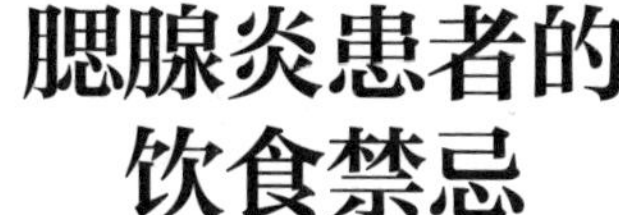

腮腺炎患者的饮食禁忌

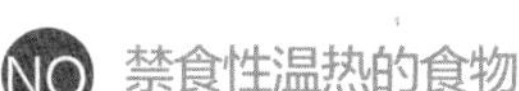

NO 禁食性温热的食物

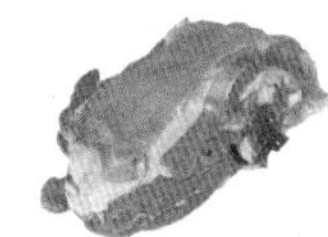

原因： 中医认为，腮腺炎是由于机体感受风湿邪毒所致，伴有发热、腮腺肿大等火热邪毒之症，故饮食宜冷不宜温热。而鸡肉、羊肉、牛肉、狗肉、桃子、桂圆等均属于性温热之物，食用后可助热上火，加剧腮腺炎的病情。而桃子、桂圆还属味甘、性温之物，能刺激腮腺分泌增多，加重疼痛和肿胀，故不宜食用。

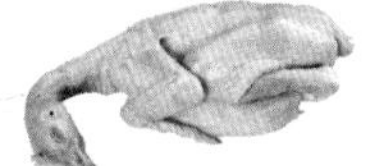

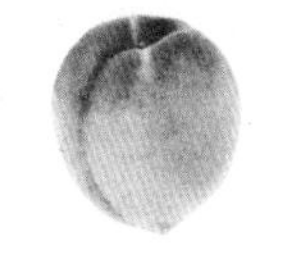

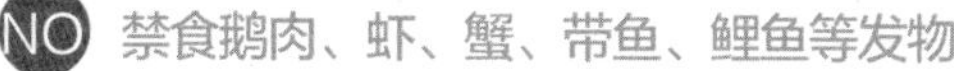

NO 禁食鹅肉、虾、蟹、带鱼、鲤鱼等发物

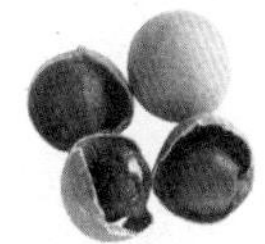

原因：《本草纲目》记载：“鹅，气味俱厚，发风发疮，莫此为甚。”《随息居饮食谱》记载：“虾，发风动疾，生食尤甚，病人忌之。”关于蟹，《本草衍义》记载曰：“此物极动风，体有风疾人，不可食。”《随息居饮食谱》记载：“带鱼，发疥动风，病人忌食。”关于鲤鱼，《随息居饮食谱》记载：“多食热中，热则生风，变生诸病。发风动疾，天行病后及有宿症者，均忌。”因此，这些食物均不适合腮腺炎患者食用。

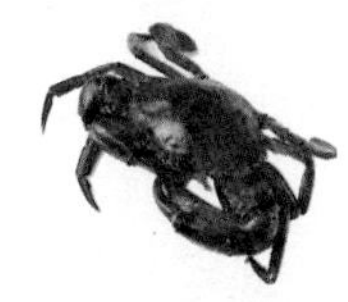

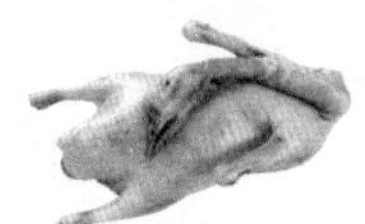

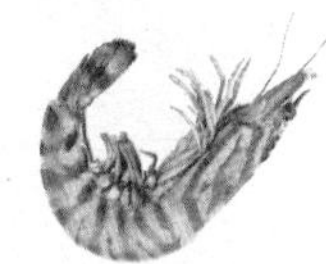

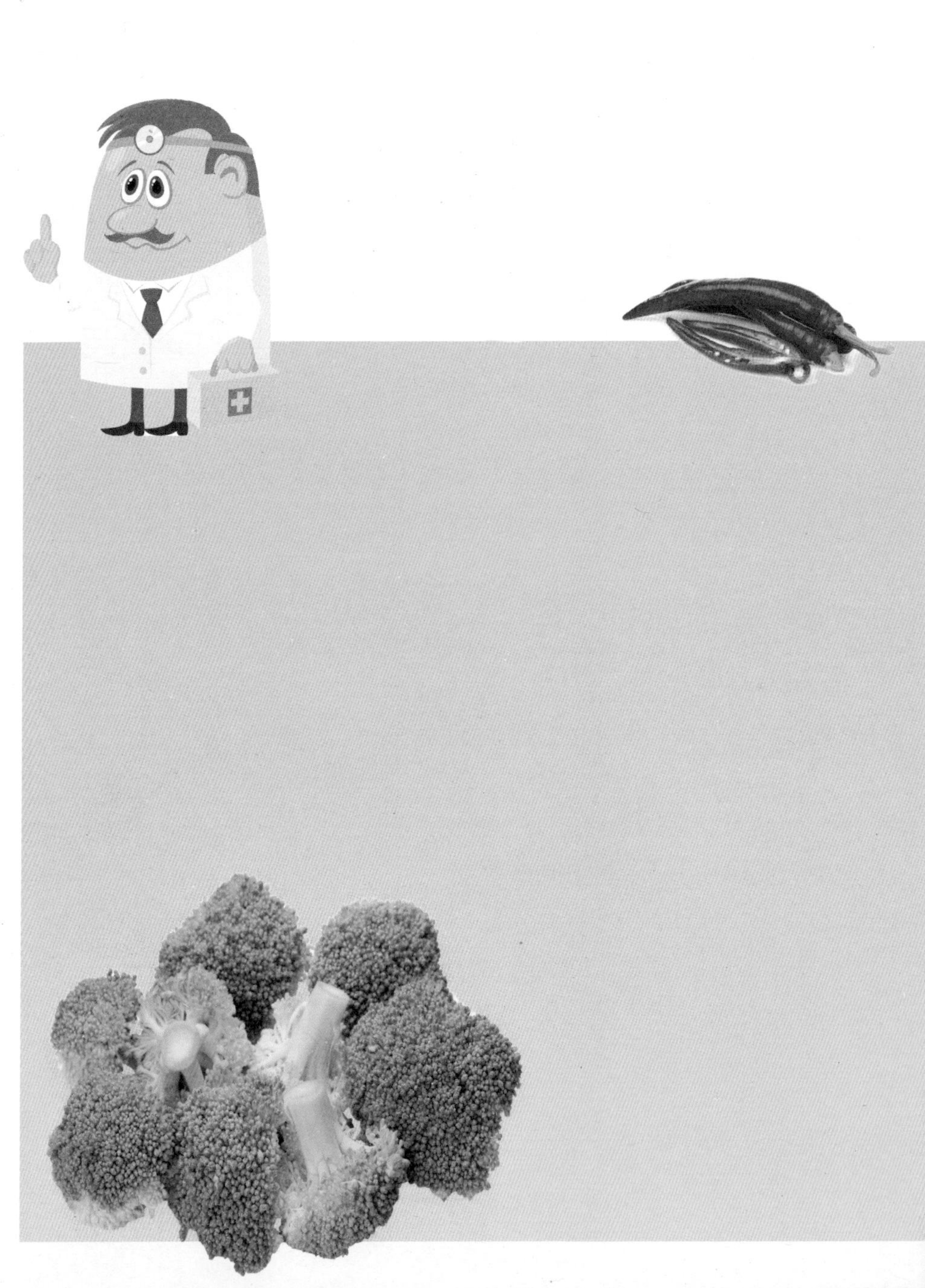

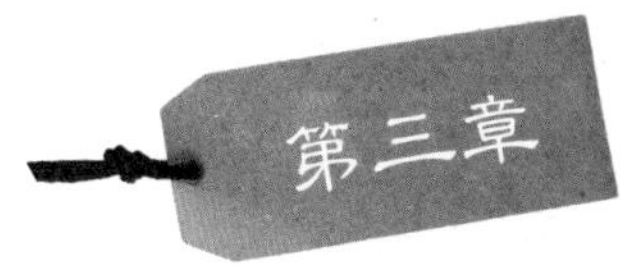

学会吃！快速调理消化系统常见疾病

消化系统由消化道和消化腺两部分组成，消化道（由上往下）包括口腔、咽、食管、胃、小肠和大肠等。消化系统的功能主要是对从外界摄取的食物进行消化和吸收营养物质，为机体的新陈代谢提供能量，并且将食物残渣经肛门排出体外。

消化系统疾病多为慢性病，病程较长，容易反复发作，因此对病人的影响较大。常见的消化系统疾病有：慢性胃炎、胃及十二指肠溃疡、肝硬化、便秘、痔疮、胃癌等。

常用于消化系统疾病的食材有南瓜、西蓝花、西红柿、花菜、猪肚、牛肚、土鸡、乌鸡、猪肠、木瓜、牛奶、芡实、薏米、甲鱼等。

常用于消化系统疾病的中药材有黄芪、白芍、白术、蒲公英、丹参、五灵脂、车前草、枳实、茯苓、泽泻等。

慢性胃炎

慢性胃炎是指由各种原因引起的胃黏膜炎症。其发病率在各种胃病中占据首位，发生于各年龄段，男性多于女性，而且随年龄增长发病率逐渐增高。

发病原因

现代医学认为，幽门螺旋杆菌感染、经常进食刺激性食物或药物引起胃黏膜损伤、高盐饮食、胃酸分泌过少以及胆汁反流等，都是引起慢性胃炎的原因。

临床症状

慢性浅表性胃炎　慢性浅表性胃炎是慢性胃炎中最常见的类型，表现为上腹疼痛，疼痛多数无规律、腹胀、嗳气等。多数患者可无症状。

慢性萎缩性胃炎　有些慢性萎缩性胃炎患者可无明显症状。但大多数患者可有上腹部灼痛、胀痛、钝痛或胀满，尤其在进食后更明显，伴食欲不振、恶心、嗳气、便秘或腹泻等症状。

慢性糜烂性胃炎　症状多为非异性的消化不良症状，如上腹隐痛、餐后饱胀、食欲减退等。不及时治疗可导致消化性溃疡，甚至发生上消化道出血。

治疗原则

胃黏膜损伤是引起慢性胃炎的一个重要原因，因此治疗胃炎应注意保护胃黏膜，饮食宜清淡、易消化，忌食对胃黏膜有刺激或损伤的食物。此外，胆汁反流也是造成慢性胃炎的一个重要因素，治疗时应抗胆汁反流。慢性胃炎患者大多脾胃功能较弱，治疗时注重补脾健胃，以增强胃肠功能。

民间秘方

1. 将制大黄3克磨成粉，放杯中，冲入开水，待其略凉后，加入蜂蜜15毫升，拌匀后10分钟即可饮用，每日1次。有清热解毒、活血益气、润肠通便的作用，适用于慢性胃炎、便秘患者。

2. 将香附10克、青皮、玉竹各8克加适量的水煎汁，取汁空腹服用，对于慢性胃炎伴胸胁胀痛者有良好的疗效。

慢性胃炎调理食谱

牛奶木瓜甜汤

原料

木瓜 200 克，牛奶 300 毫升

制作

1 将木瓜洗净，削皮，去子，切成小块。

2 将切好的木瓜放进碗中。

3 加入牛奶即可食用。

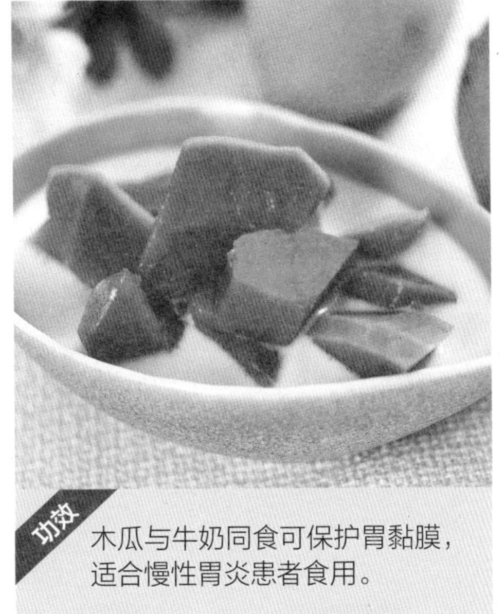

功效 木瓜与牛奶同食可保护胃黏膜，适合慢性胃炎患者食用。

山药白术羊肚汤

原料

羊肚250克,红枣、枸杞各 15 克,山药、白术各 10 克，盐、鸡精各 5 克

制作

1 羊肚洗净，切块，汆水；山药洗净，去皮，切块；白术洗净，切段；红枣、枸杞洗净，浸泡。

2 锅中烧水，放入羊肚、山药、白术、红枣、枸杞，加盖。

3 炖 2 小时后调入盐和鸡精即可。

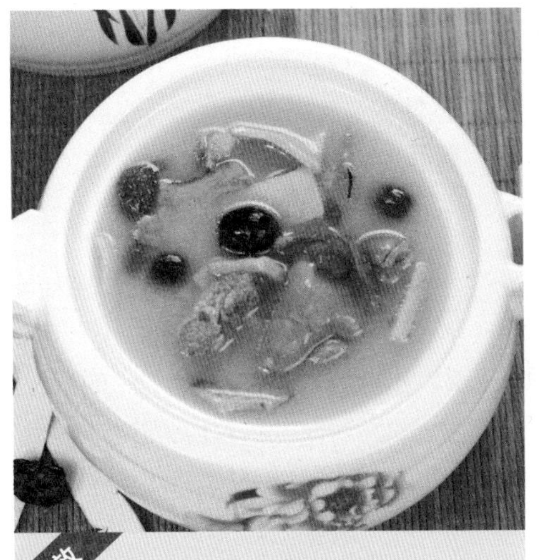

功效 本品具有健脾益气、暖胃宽中的功效，适合慢性胃炎患者食用。

怀山五宝甜汤

原料

怀山 200 克，莲子 150 克，百合 10 克，银耳、桂圆肉各 15 克，红枣 8 枚，冰糖 80 克

制作

1 怀山削皮，洗净，切段；银耳泡发，去蒂，切小朵；莲子洗净；百合用清水泡发；桂圆肉、红枣洗净。

2 将以上材料放入煲中，加清水适量，中火煲 45 分钟；放入冰糖，以小火煮至冰糖溶化即可。

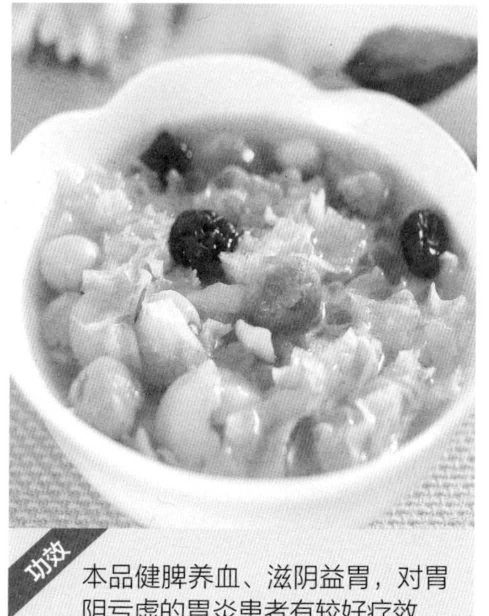

功效 本品健脾养血、滋阴益胃，对胃阴亏虚的胃炎患者有较好疗效。

韭菜籽蒸猪肚

原料

韭菜籽 9 克，猪肚 1 个，盐、胡椒粉各适量

制作

1 将猪肚洗净，把韭菜籽放入猪肚内，备用。

2 猪肚放入碗中，加入盐、胡椒粉。

3 将装有猪肚的碗放入蒸锅内，蒸至烂熟即可。

功效 本品温中行气、健脾和胃，适合胃脘虚寒的胃炎患者食用。

慢性胃炎患者的饮食禁忌

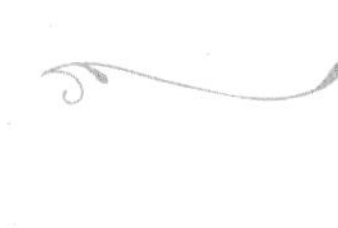

禁食辛辣刺激性食物

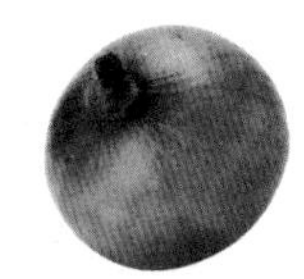

原因： 辣椒、胡椒、茴香、洋葱等均为性热、辛辣刺激之品，可刺激胃的腺体，使胃酸分泌增多，加重慢性胃炎的病情。白酒能够直接破坏胃黏液屏障，使胃腔内的氢离子弥散进入胃黏膜，从而导致胃黏膜发生充血、水肿，甚至可导致胃黏膜糜烂，加重慢性胃炎的病情。浓茶和咖啡含有的咖啡因成分可刺激胃的腺体分泌胃酸，使胃酸浓度增加，破坏胃黏膜屏障，直接加重慢性胃炎的病情。

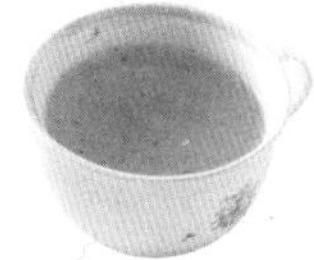

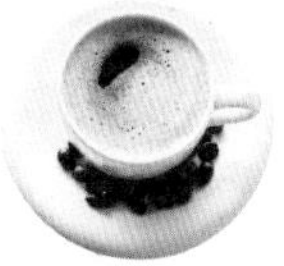

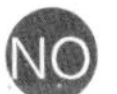

禁食性凉、生冷的食物

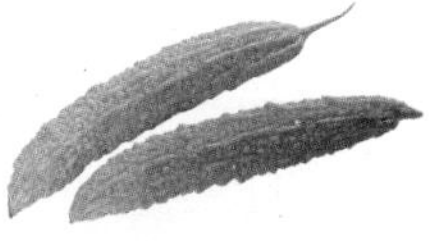

原因： 螃蟹、荸荠、苦瓜等食物性寒凉，多食容易导致腹泻，脾胃虚寒的慢性胃炎患者不宜食用。冰激凌的温度很低，甚至接近0℃，而人体的正常体温为37℃，如此悬殊的温差可对人体的胃肠道形成较大的刺激，导致胃肠道血管收缩，还会削弱胃黏膜保护屏障，引起肠道功能紊乱，加重慢性胃炎的病情。

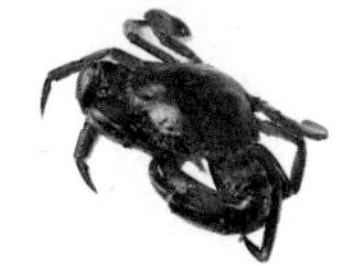

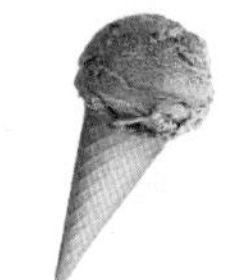

胃及十二指肠溃疡

胃及十二指肠溃疡又称消化性溃疡，它的局部表现是位于胃及十二指肠壁的局限性圆形或椭圆形的缺损。患者有周期性上腹部疼痛、反酸等症状。

发病原因

幽门螺杆菌感染、非甾体抗炎药、胃酸分泌过多、胃黏膜受损等均是引起胃及十二指肠溃疡的常见病因。

临床症状

上腹部疼痛 疼痛的性质常为隐痛、灼痛、胀痛、饥饿痛或剧痛，具有慢性（多数患者病程长达几年、十几年）、周期性（多数患者病情反复）、节律性（胃溃疡的疼痛部位在剑突下或偏左，常发生于餐后 0.5 ～ 2 小时，再经 1 ～ 2 小时的胃排空后缓解；十二指肠溃疡的疼痛部位在剑突下偏右，常于饭后 2 ～ 4 小时发作，持续至下次进食后才缓解）等特点。

全身症状 消化性溃疡的发作可伴有嗳气、反酸、流涎、恶心、呕吐等症状。病情严重者会出现消化道出血症状，如黑便或便血、吐血。

治疗原则

胃酸分泌过多会腐蚀胃及十二指肠黏膜，造成黏膜充血、溃疡，而受损的胃及十二指肠黏膜的修复又依赖于良好的弱碱性环境。所以，只有抑制胃酸分泌才能帮助胃黏膜修复，从而有效治疗本病。此外，90％以上的消化性溃疡患者都因感染幽门螺杆菌引起。因此，治疗本病的关键在于清除幽门螺杆菌。

民间秘方

1. 将适量甘草研碎成细粉，加水蒸熟，连汤带粉一起服用，每次 3 克，每日 3 次。适用于胃及十二指肠溃疡。

2. 将人参、白术、茯苓粉各 15 克、炙甘草 9 克、姜 10 克、红枣 5 枚一起煎取药汁饮用，每日 1 剂。有抑制增进食欲的作用，适用于消化性溃疡。

胃及十二指肠溃疡调理食谱

白芍山药鸡汤

原料

莲子、山药各 50 克，鸡肉 40 克，白芍 10 克，枸杞 5 克，盐适量

制作

1 山药去皮，洗净切块；莲子、白芍及枸杞洗净，备用。

2 鸡肉洗净，入沸水中汆去血水。

3 锅中加入适量水，将山药、白芍、莲子、鸡肉放入，水沸腾后转中火煮至鸡肉熟烂，最后加入枸杞，调入盐即可食用。

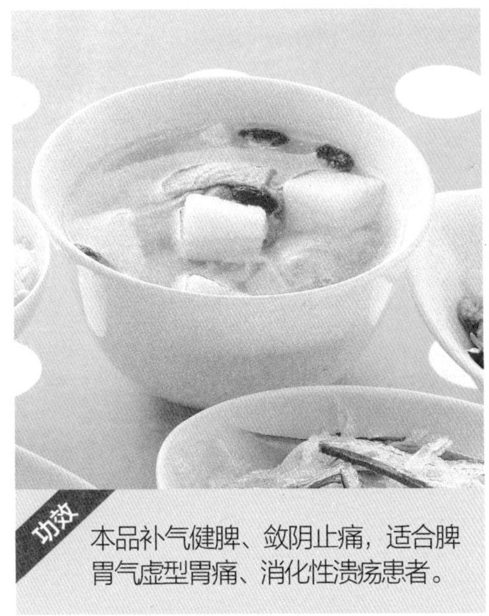

功效 本品补气健脾、敛阴止痛，适合脾胃气虚型胃痛、消化性溃疡患者。

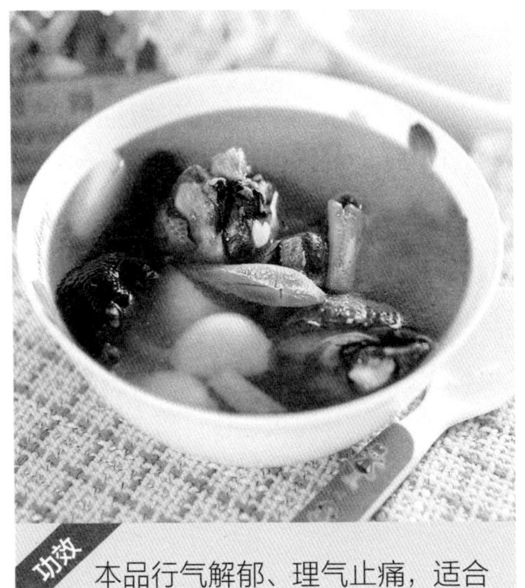

功效 本品行气解郁、理气止痛，适合肝气郁结引起的消化性溃疡患者。

三七郁金炖乌鸡

原料

三七 6 克，郁金 9 克，乌鸡肉 500 克，姜、葱、盐各 5 克，蒜片 10 克

制作

1 三七洗净，切成小粒；郁金洗净；乌鸡肉洗净；姜切片；葱切段。

2 乌鸡肉放蒸盆内，加姜片、葱段、蒜片，在鸡身上抹匀盐，把三七、郁金放入鸡腹内。

3 把蒸盆置蒸笼内，用大火蒸 50 分钟即成。

蜜糖红茶饮

原料

红茶 5 克，蜂蜜、红糖各适量

制作

1 将红茶洗净，放进杯中。

2 加入开水冲泡。

3 待稍微放凉后，加入蜂蜜和红糖调味即可。

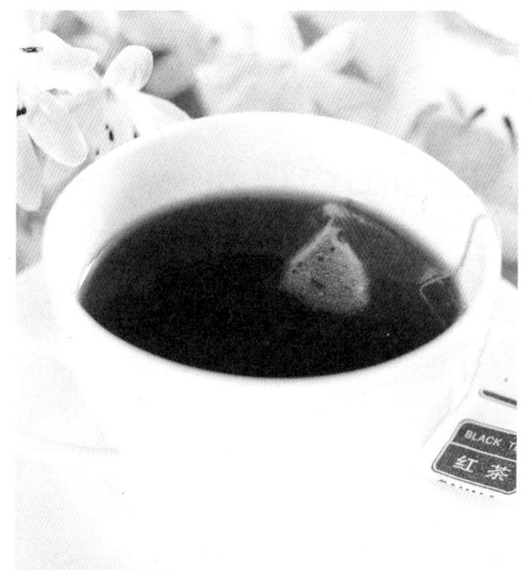

功效

本品养胃益气、生津止渴，适合胃阴亏虚的消化性溃疡患者饮用。

麦芽槐花茶

原料

炒麦芽 30 克，槐花、牡丹皮各 10 克，玄参、白芍各 8 克

制作

1 将所有的药材洗净，备用。

2 锅中加入炒麦芽，加水 700 毫升，大火煮开后转小火煮 15 分钟，再加入槐花、牡丹皮、玄参、白芍，小火煮 15 分钟即可。

3 去渣取汁，分两次服用。

功效

本品健胃消食、止血止痛，可辅助治疗胃及十二指肠溃疡出血。

胃及十二指肠溃疡患者的饮食禁忌

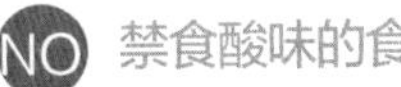

禁食酸味的食物

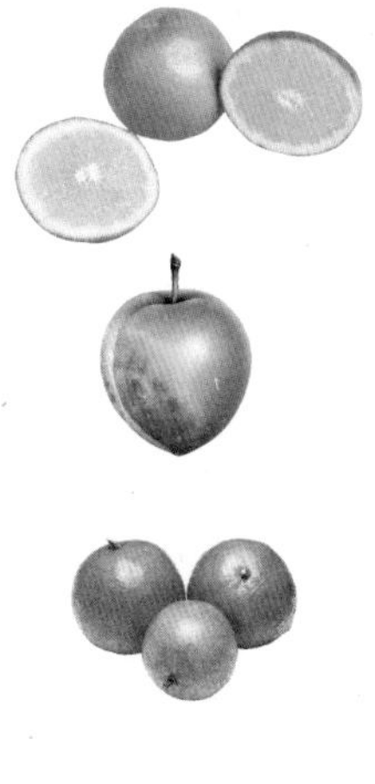

原因： 柠檬、橙子等酸味食物含有大量的有机酸成分，食用后可刺激胃酸的分泌，使胃酸增加，从而刺激胃黏膜，影响溃疡的愈合，甚至使溃疡程度加重。若空腹食用，更会令胃酸猛增，使胃发胀、发酸，加重胃及十二指肠溃疡患者胃痛的症状。而且醋酸能够改变人体局部环境的酸碱度，从而使含有碳酸氢钠、氧化镁、氢氧化铝、碳酸钙等成分的碱性药不能发挥作用或者使药物的作用减弱。

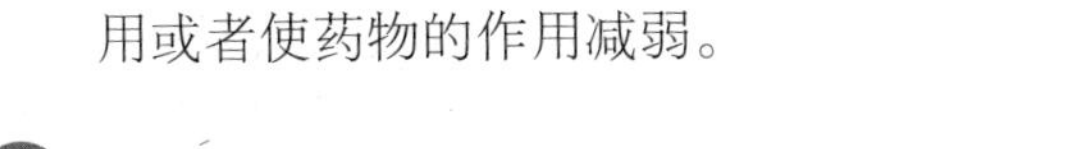

禁食辛辣刺激及生冷的食物

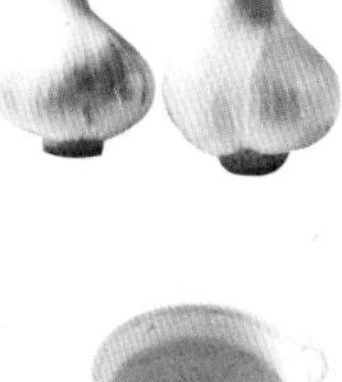

原因： 辣椒、大蒜具有非常强烈的刺激性，胃及十二指肠溃疡患者食用后会由于胃酸的分泌增加，刺激溃疡面，使溃疡的程度加重，不利于患者的病情，严重者还有可能引起胃出血、胃穿孔等。浓茶中的茶碱和咖啡中的咖啡因以及白酒中的酒精也可刺激胃的腺体分泌胃酸，损害胃黏膜屏障，使胃黏膜出现炎性改变或溃疡性病变。而冰激凌等生冷食物会导致胃肠道血管收缩，还会削弱胃黏膜保护屏障，加重病情。

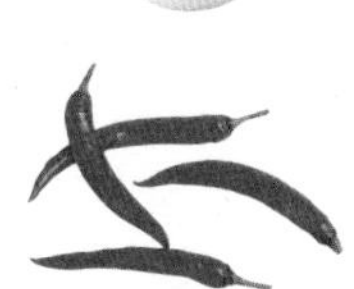

肝硬化

肝硬化是指由于多种有害因素长期反复作用于肝脏，导致肝组织弥漫性纤维化，以假小叶生成和再生结节形成为特征的慢性肝病。

发病原因

我国以病毒性肝硬化为多见，其次为血吸虫病肝纤维化，酒精性肝硬化亦逐年增加。长期嗜酒、饮食不节、病毒性肝炎、大量用药等是常见的病因。

临床症状

代偿期 起病隐匿，可有轻度乏力、腹胀、肝脾轻度肿大、轻度黄疸、肝掌、蜘蛛痣等特征。检查可见有肝细胞合成功能障碍或门静脉高压症。

失代偿期 全身症状：乏力消瘦、面色晦暗、纳差、腹胀、胃肠功能紊乱，尿少、下肢水肿。出血倾向及贫血：齿龈出血、鼻出血、紫癜、贫血。内分泌障碍：蜘蛛痣、肝掌、女性月经失调、男性乳房发育、腮腺肿大等。低蛋白血症：双下肢水肿、尿少、腹水、肝源性胸水。门脉高压：腹水，胸水，肝脾肿大，肝脏边缘硬，常为结节状，伴有蜘蛛痣、肝掌、腹壁静脉曲张等。

治疗原则

肝硬化的形成是因肝细胞持续不断发生炎症和坏死造成的。因此，防治肝硬化的关键是减少肝细胞坏死、促进肝细胞修复，才能有效改善肝功能，防治肝硬化。其次，肝脏纤维组织不断增生，侵入肝组织内，破坏正常肝组织结构，导致肝脏组织变硬而发生肝硬化，因此抗肝纤维化可防治此病。此外，增强肝脏功能和抵抗力，增加凝血功能也对此病有积极的防治作用。

民间秘方

1. 取大腹皮、猪苓、泽泻各 15 克，苍术、白术、茯苓、青皮、砂仁各 10 克，厚朴、枳实各 8 克，香附、丁香各 6 克，姜 3 片一同煎药汁饮用，主治肝硬化腹水。

2. 取茯苓 25 克、猪苓 20 克、白术 15 克、桂枝 10 克，煎水服用，每日 1 剂，分 2 次服用。有健脾利湿的作用，有助于改善肝功能。

肝硬化调理食谱

溪黄草泥鳅汤

原料

溪黄草30克，活泥鳅200克，生姜2片，盐适量

制作

1 将活泥鳅宰杀，去内脏；溪黄草洗净。

2 泥鳅、溪黄草与生姜同入锅，加适量水煮汤，小火煮2小时。

3 加入适量盐调味即可。

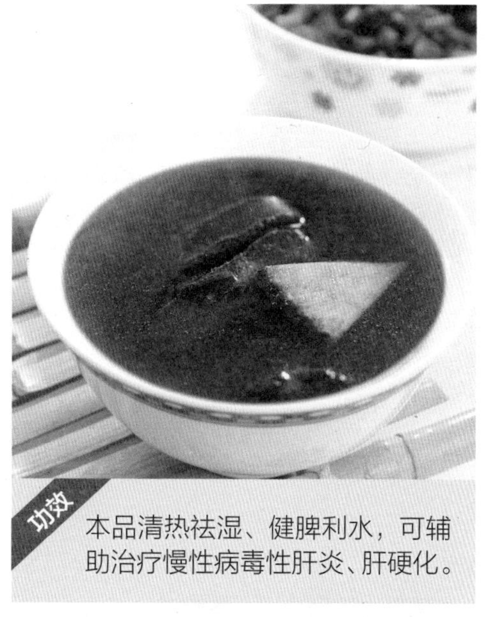

功效 本品清热祛湿、健脾利水，可辅助治疗慢性病毒性肝炎、肝硬化。

茯苓玉米须鲫鱼汤

原料

鲫鱼450克，茯苓30克，玉米须10克，莲子肉30克，盐少许，葱段、姜片各5克，食用油适量

制作

1 将鲫鱼处理干净，在鱼身上切上几刀；茯苓、玉米须、莲子肉洗净。

2 锅上火倒入油，将葱段、姜片炝香，下入鲫鱼略煎，倒入水，加入玉米须、茯苓、莲子肉煲至熟，调入盐调味即可。

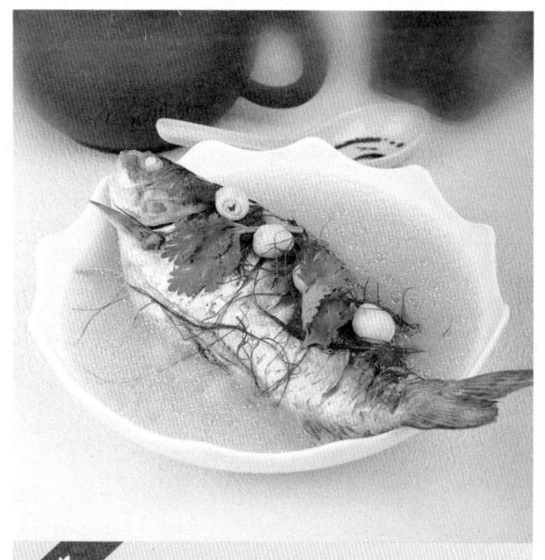

功效 本品健脾养肝、利水消肿，对肝硬化患者有辅助治疗作用。

猪苓垂盆草粥

原料

垂盆草、粳米各 30 克，猪苓 10 克，冰糖 15 克

制作

1 先将垂盆草、猪苓洗净，加水煎煮 10 分钟左右，捞出垂盆草、猪苓。

2 将药汁与淘洗干净的粳米一同煮成稀粥。

3 加入冰糖拌匀即成。

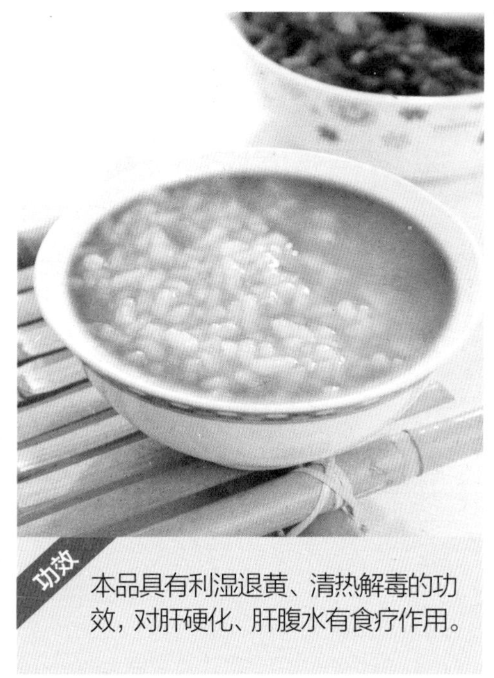

功效 本品具有利湿退黄、清热解毒的功效，对肝硬化、肝腹水有食疗作用。

玉米车前子大米粥

原料

玉米粒 80 克，车前子适量，大米 120 克，盐 2 克

制作

1 玉米粒和大米一起泡发，再洗净；车前子洗净，捞起沥干水分。

2 锅置火上，加入玉米粒和大米，再倒入适量清水烧开。

3 放入车前子同煮至粥呈糊状，调入盐拌匀即可。

功效 此粥具有清热利水、帮助排石的功效，适合肝硬化、肝腹水患者食用。

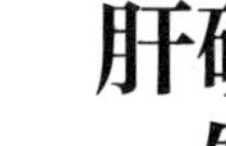

肝硬化患者的饮食禁忌

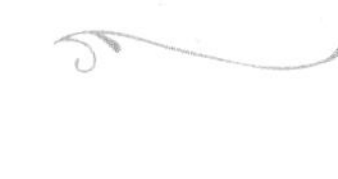

NO 禁食高蛋白质食物

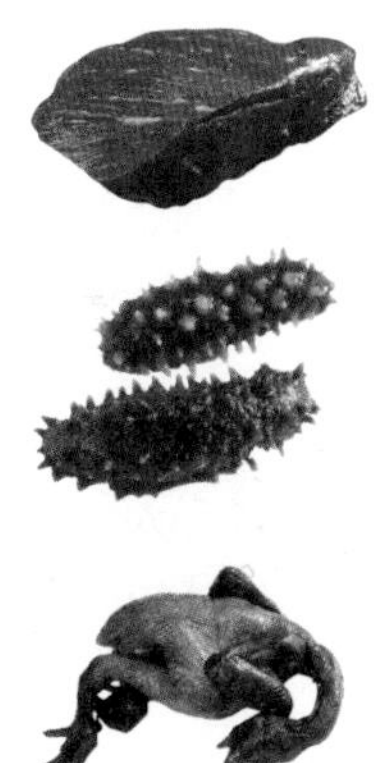

原因： 高蛋白食物中的蛋白质含量很高，如每100克的松花蛋含蛋白质14.2克，每100克牛肉含蛋白质20.2克，每100克河虾含蛋白质16.4克，每100克海参含蛋白质16.5克，每100克乌鸡含蛋白质23克，每100克羊肝含蛋白质17.9克。过量的摄入蛋白质会在体内产生过多的氨，肝硬化患者的肝脏不能将其转化为无毒物质排出，容易发生氨中毒，导致肝昏迷。

NO 禁食辛辣刺激性食物以及容易引起消化道出血的食物

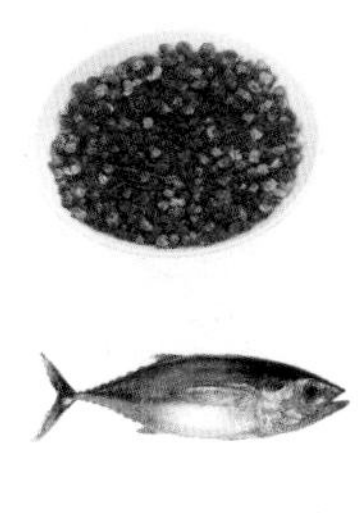

原因： 肝硬化患者常常并发有胃黏膜糜烂和溃疡病，这时若再进食辣椒、花椒、胡椒、芥末等辛辣刺激性的食物，会促使胃黏膜充血、蠕动增强，从而诱发上消化道出血。芹菜、韭菜等食物含有大量的不容易消化的粗纤维，同样容易诱发上消化道出血。金枪鱼、沙丁鱼、秋刀鱼、青花鱼中含有一种叫廿碳五烯酸的不饱和脂肪酸，能够抑制血小板聚集，对于原本就有凝血障碍的肝硬化患者来说十分不利。

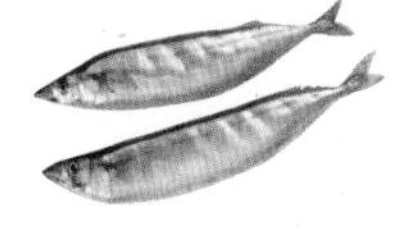

便秘

便秘是临床常见的复杂症状，而不是一种疾病，主要是指排便次数减少、粪便干结、排便费力、粪便量减少等。上述症状同时存在 2 种以上时，即为便秘。

发病原因

中医认为，便秘的病因为燥热内结，或气滞不行，或气虚传送无力，或血虚肠道干涩，以及阴寒凝结等。而西医认为，引起便秘的原因包括疾病、药物以及精神、饮食等因素。

临床症状

主要症状　大便次数减少，一般 2~3 天或更长时间排便一次（或每周少于 3 次，间隔时间延长）；或排便时间正常，但粪质干燥，排出困难；或粪质不干，但排出不畅。

全身症状　患者有腹胀、腹痛、食欲减退等症状，部分患者还伴有失眠、烦躁、多梦、抑郁、焦虑等精神心理障碍。

治疗原则

中医将便秘分为燥热型、津枯型、气虚型、血虚型等多种证型。燥热型便秘多因上火引起，治疗应以清热通便为主；津枯型便秘多因肠道干涩缺水所致，治疗应以滋阴通便为主；气虚型便秘多见于老年人或久病体虚者，治疗应以补气通便为主；血虚型便秘多见于产后妇女或贫血患者，治疗应以补血通便为主。

民间秘方

1. 取番泻叶 3 克，用开水浸泡，加少许冰糖搅匀，一次性喝完。可泻下通便，缓解便秘症状，适用于便秘患者。

2. 取土豆适量，捣烂取汁服用，每天早晨和午饭前分别喝半杯。有润肠通便、预防大便干燥的作用，适用于便秘患者。

便秘调理食谱

五仁粥

原料

花生米、核桃仁、杏仁各 20 克，郁李仁、火麻仁各 10 克，绿豆 30 克，小米 70 克，白糖 4 克

制作

1 小米、绿豆均泡发洗净；花生米、核桃仁、杏仁等五仁均洗净。

2 锅置火上，加入适量清水，放入除白糖外的所有材料，大火煮开。

3 转中火煮至粥呈浓稠状，调入白糖拌匀即可。

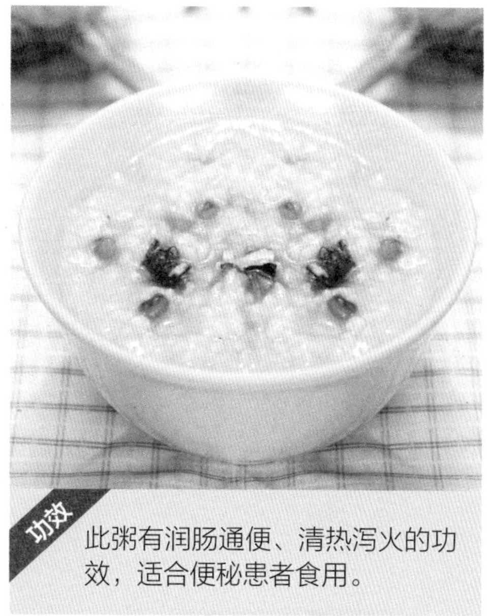

功效

此粥有润肠通便、清热泻火的功效，适合便秘患者食用。

菠菜拌核桃仁

原料

菠菜 400 克，核桃仁 150 克，香油 20 毫升，盐 4 克，鸡精 1 克，蚝油适量

制作

1 将菠菜洗净，焯水，装盘待用；核桃仁洗净，入沸水锅中汆水至熟，捞出，倒在菠菜上。

2 用香油、蚝油、盐和鸡精调成味汁，淋在菠菜和核桃仁上，搅拌均匀即可。

功效

本品润肠通便，适合老年人便秘、习惯性便秘及痔疮患者食用。

土豆炒蒜薹

原料

土豆300克，蒜薹200克，盐3克，鸡精2克，蒜5克，酱油、水淀粉、食用油各适量

制作

1 土豆洗净去皮，切条；蒜薹洗净，切段；蒜去皮洗净，切末。

2 锅入水烧开，放入蒜薹焯片刻，捞出沥干备用。

3 锅下油烧热，入蒜末爆香后，放入土豆、蒜薹一起炒，加盐、鸡精、酱油调味，待熟时用水淀粉勾芡装盘即可。

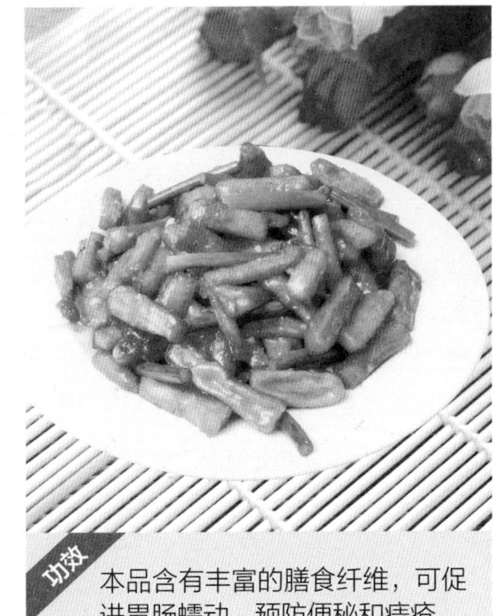

功效

本品含有丰富的膳食纤维，可促进胃肠蠕动，预防便秘和痔疮。

大黄通便茶

原料

大黄、番泻叶各10克，蜂蜜20毫升

制作

1 番泻叶洗净，备用。

2 大黄用适量水煎半小时。

3 熄火后加番泻叶、蜂蜜，加盖闷10分钟，取汁即可。

功效

本品清热泻火，适合胃肠燥热引起的便秘、腹部疼痛的患者。

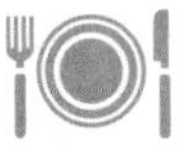

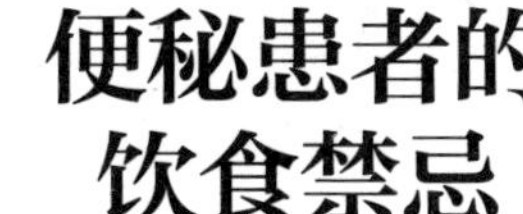

便秘患者的饮食禁忌

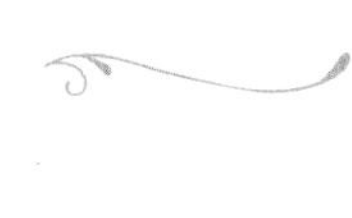

NO 禁食辛辣温燥的食物

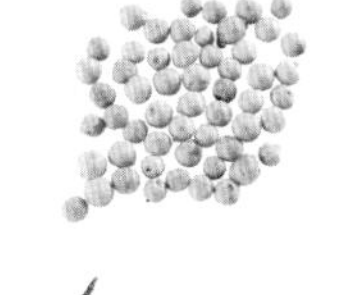

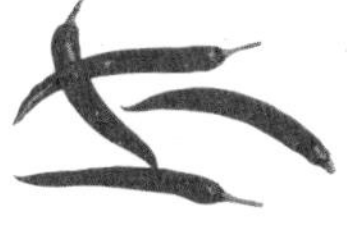

原因： 胡椒、辣椒、茴香、豆蔻等均为热性调料，多食可使胃肠燥热内积，耗损大肠中的水分，从而使大便干燥，导致便秘，肠燥便秘者食用后会加重其大便秘结、排便不畅的症状。白酒性温，过多饮用亦可使胃肠内积燥热，耗伤大肠津液，使大便干燥而结滞，从而导致便秘或加重便秘的症状。

NO 禁食爆炒煎炸、伤阴助火的食物

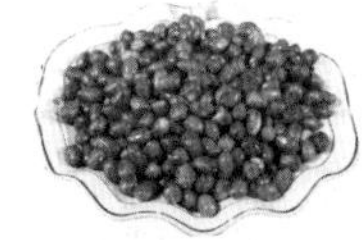

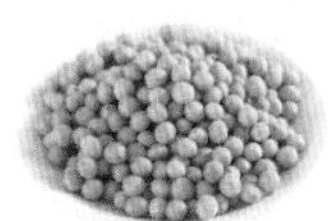

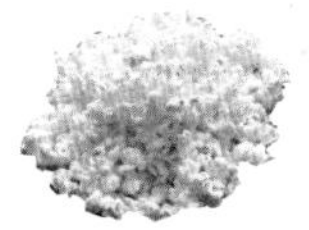

原因： 花生、蚕豆等原本为性平之物，但是经过炒制后，由于“结合水”的氢键被破坏掉，就变成了性燥热、易上火伤阴的食物了。爆米花和炒米花也都是燥热伤阴的食物，便秘患者食用后可使胃肠燥热内积，耗损大肠中的水分，从而使大便干燥，导致便秘。肠燥便秘者食用后会加重其大便秘结、排便不畅的症状。

痔疮

痔疮又名痔、痔核、痔病、痔疾，是指人体直肠末端黏膜下和肛管皮肤下静脉丛发生扩张和屈曲所形成的柔软静脉团，分为内痔、外痔、混合痔。

发病原因

痔疮是因妊娠、局部炎症、辛辣食物刺激等原因导致直肠黏膜充血或静脉回流受阻，而使局部静脉扩大曲张，形成一个或多个柔软的静脉团的一种慢性病。

临床症状

大便出血　这是痔疮早期常见症状，无痛性、间歇性出血，颜色鲜红，一般发生在便前或者便后，有单纯的便血，也会与大便混合而下。

大便疼痛　一般表现为轻微疼痛、刺痛、灼痛、胀痛等。

直肠坠痛　肛门直肠坠痛主要是内痔的症状。轻者有胀满下坠感，如果内痔被感染、嵌顿、出现绞窄性坏死，就会导致剧烈的坠痛。

其他症状　肛门有肿物脱出，肛门有分泌物流出，肛周瘙痒或伴有肛周湿疹。

治疗原则

痔疮的发病多因患者不良的生活饮食习惯，如久站、久坐使得血液循环不畅，盆腔内血流缓慢，腹内脏器充血，导致直肠部位静脉过度充盈、曲张、隆起，静脉壁张力下降，从而引起痔疮。因此，改善微循环，使血液循环正常运行，就可以在一定程度上控制痔疮的发生。此外，长期食用辛辣刺激性食物以及长期便秘均会引起此病。因此，治疗痔疮应以清热利湿、凉血消肿、润肠通便为主。

民间秘方

1. 取生地、苦参各 30 克，槐花 9 克，放入砂锅中加适量清水煎汁，取汁服用，对于痔疮及其出血有良好的疗效。

2. 取苦参 60 克加水煎浓汁，滤渣取汁，然后放入鸡蛋 2 个和红糖 60 克，煮至鸡蛋熟后去壳连汤一起服用，每日 1 剂，4 日为 1 个疗程，对痔疮患者有较好的疗效。

痔疮调理食谱

生地乌鸡汤

原料

生地、牡丹皮各10克，红枣6枚，午餐肉100克，乌鸡1只（约重1500克），姜、盐、料酒、骨头汤各适量

制作

1 将生地洗净，切成薄片；红枣、牡丹皮洗净；午餐肉切片；乌鸡去内脏及爪尖，切块，汆去血水。

2 将骨头汤倒入净锅中，放入其他所有材料，炖至鸡肉熟烂即可。

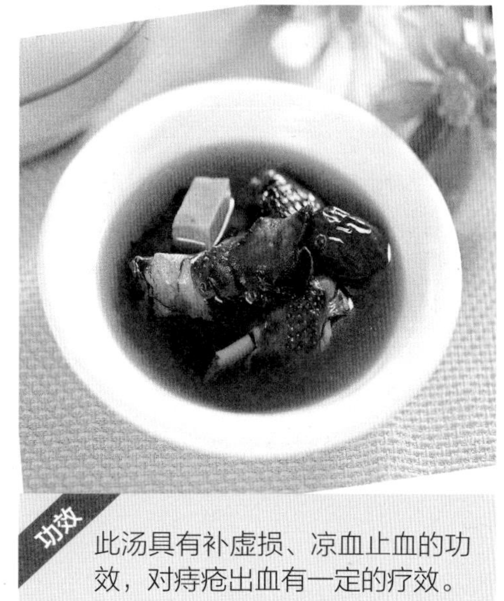

功效 此汤具有补虚损、凉血止血的功效，对痔疮出血有一定的疗效。

核桃仁拌韭菜

原料

核桃仁300克，韭菜150克，白糖10克，白醋3毫升，盐5克，香油8毫升，食用油适量

制作

1 韭菜洗净，焯熟，切段。

2 锅内放入油，待油烧至五成热下入核桃仁，炸呈浅黄色后捞出。

3 在另一只碗中放入韭菜、白糖、白醋、盐、香油拌匀，和核桃仁一起装盘即成。

功效 本品可润肠通便，尤其适合肾虚型便秘者及痔疮患者食用。

槐花大米粥

原料

槐花适量，大米 80 克，牛蒡 15 克，白糖 3 克

制作

1 大米淘洗干净，置于冷水中泡发半小时，捞出沥干水分；槐花、牛蒡洗净，装入纱布袋，下入锅中，加适量水熬取汁，备用。

2 锅置火上，倒入清水，放入大米，以大火煮至米粒开花。

3 加入槐花牛蒡汁煮至浓稠状，调入白糖拌匀即可。

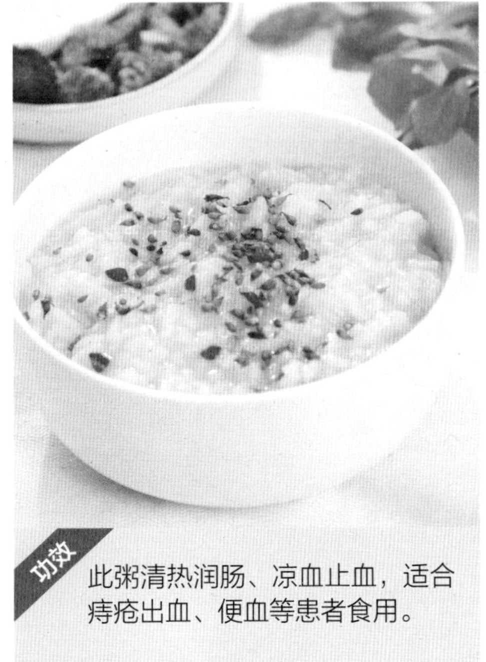

功效

此粥清热润肠、凉血止血，适合痔疮出血、便血等患者食用。

生地绿茶饮

原料

绿茶 6 克，生地 5 克

制作

1 将绿茶、生地放入保温杯。

2 先冲入沸水，第一遍水用来冲洗茶叶，约 1 分钟后将水倒掉。

3 再次冲入沸水，泡 20 分钟后即可饮用。

功效

本品具有清热解毒、润肠通便的功效，适合便秘、痔疮患者饮用。

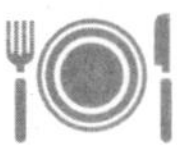

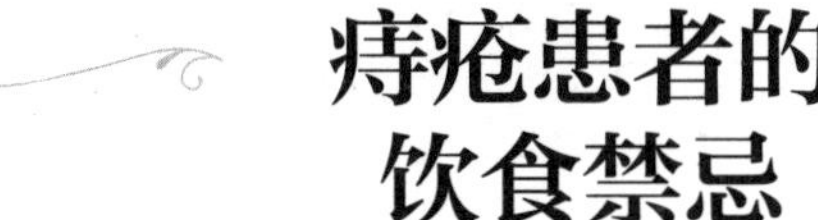

痔疮患者的饮食禁忌

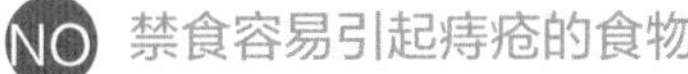

NO 禁食容易引起痔疮的食物

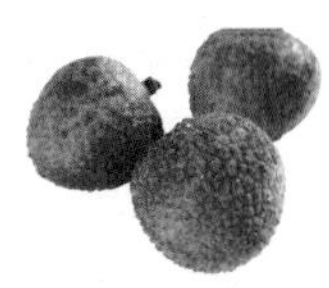

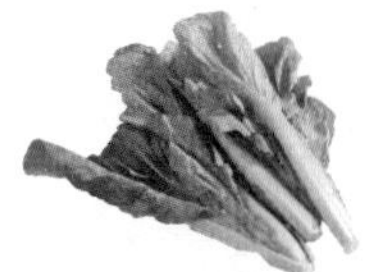

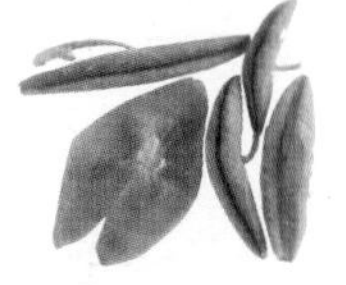

原因： 痔疮患者食用芥菜、莼菜、荔枝等发物后可加重病情，做完痔疮手术后的患者食用后更可能使痔疮复发。关于它们的食用禁忌，古书中早有记载，如芥菜，《本草纲目》曰：“久食则积温成热，辛散太甚，耗人真元，发人痔疮。”关于莼菜，古人在《本经逢原》中提到：“莼性味滑，常食发气，患痔漏皆不可食。”而《千金·食治》也指出：“莼菜，多食动痔病。”如荔枝，在《海药本草》中有提到：“食之多则发热疮。”

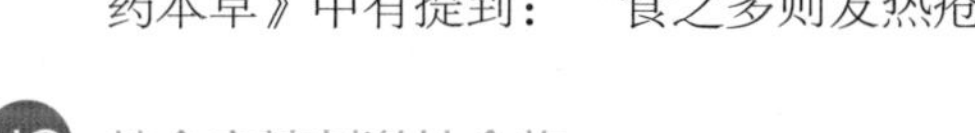

NO 禁食辛辣刺激性食物

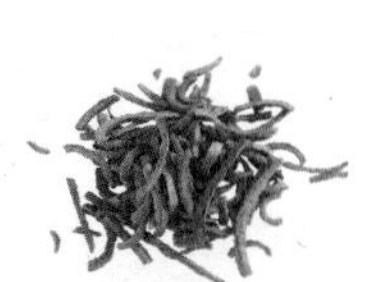

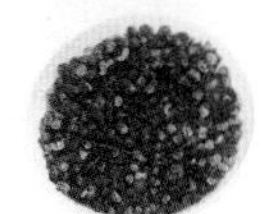

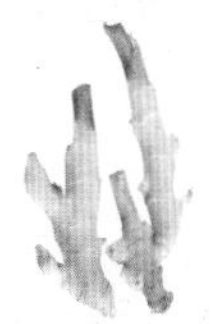

原因： 生姜、胡椒等食物均具有强烈的刺激性，可刺激肛门和直肠，使痔静脉丛充血，影响静脉的血液回流，久之形成一个柔软的静脉团，即痔疮。关于它们的食用禁忌，古书中早有记载，如胡椒，在《本草备要》中有记载：“多食发疮痔。”《随息居饮食谱》也指出：“血证痔患皆忌之。”此外，《本草经疏》也有明确的记载：“痔漏诸证，切勿轻饵，慎之。”

胃癌

胃癌是常见的恶性肿瘤，也是最常见的消化道恶性肿瘤，位列人类所有恶性肿瘤之前茅。在我国其发病率居各类肿瘤的首位。

发病原因

饮食长期酗酒及吸烟；有胃癌或食管癌家族史；如长期暴露于易于接触到硫酸尘雾、铅、石棉、除草剂的环境及从事金属行业等都可诱发胃癌。

临床症状

早期胃癌　70%的患者无明显症状，仅有胃脘疼痛、上腹部不适、饱胀感或重压感。

进展期胃癌　患者自觉上腹部饱胀，有时伴有嗳气、反酸、呕吐。若癌灶位于贲门，可感到进食不通畅；若癌灶位于幽门，出现梗阻时，病人可呕吐出腐败的隔夜食物。约50%的患者有明显食欲减退、日益消瘦症状。

晚期胃癌　患者有明显消瘦、贫血、神疲乏力、食欲不振等症状。多有明显上腹持续疼痛，癌灶溃疡、侵犯神经或骨膜引起疼痛。可能出现大量呕血、黑便等。

治疗原则

胃癌多因长期的不良饮食习惯引起，如吸烟、酗酒以及嗜食烧烤、煎炸等易致癌食物。因此，治疗时宜增强其免疫力，防癌抗癌。胃癌晚期患者，尤其是做了胃大部分切除手术者，由于胃容量缩小，因此进食量也减少很多，要注意营养，防治恶病质。恶心、呕吐是胃癌患者的主要症状，因此治疗时应注重健脾胃、止呕吐。

民间秘方

1. 取莼菜叶500克洗净切片，加适量的水煎服，隔2小时服1次，每次服50毫升，对于胃癌早期、晚期均有疗效。

2. 取西蓝花400克洗净，掰成瓣，焯水后放入油锅煸炒，然后放入100克玉米粒、盐、鸡精，加水烧沸后淋上香油即可。本品可防癌抗癌、补脾和胃。

胃癌调理食谱

西洋参无花果甲鱼汤

原料

西洋参 10 克，无花果 20 克，甲鱼 500 克，红枣 3 枚，生姜 5 克，盐 5 克

制作

1 将甲鱼的血放净后与适量清水一同放入锅内，加热至水沸，捞出褪去表皮，去内脏，洗净斩件；西洋参、无花果、红枣洗净。

2 瓦煲内注水烧开，加入除盐外的所有原料，文火煲 3 小时，加盐调味即可。

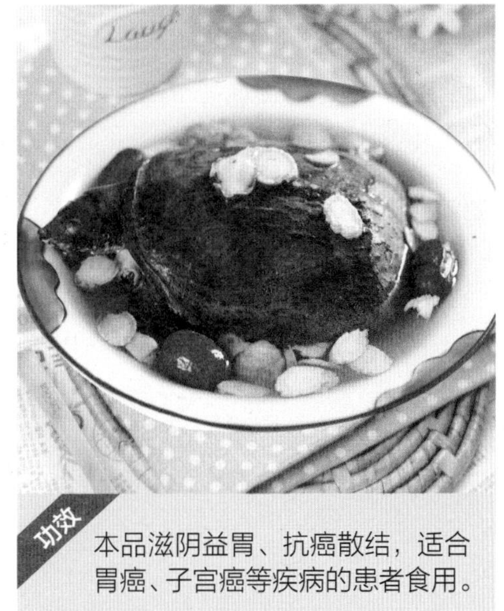

功效 本品滋阴益胃、抗癌散结，适合胃癌、子宫癌等疾病的患者食用。

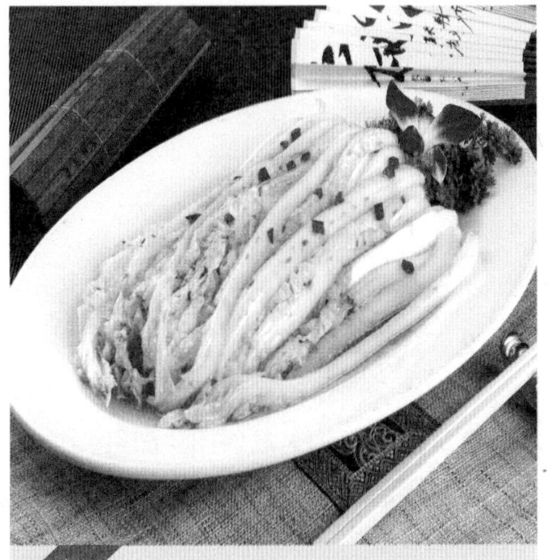

功效 本品防癌抗癌、开胃消食，可缓解胃癌患者食欲不振的症状。

佛手娃娃菜

原料

娃娃菜 350 克，佛手、红甜椒各 10 克，盐、生抽、味精、香油各适量

制作

1 娃娃菜洗净切细条，焯水沥干，装盘；红甜椒洗净，切末。

2 佛手洗净，放进锅里加水煎汁，取汁备用。

3 用盐、生抽、味精、香油、佛手汁调成味汁，淋在娃娃菜上，撒上红甜椒末即可。

西蓝花双菇

原料

草菇100克，水发香菇10朵，西蓝花250克，胡萝卜1根，盐、鸡精各3克，蚝油、白糖各10克，水淀粉10毫升

制作

1 草菇、香菇、西蓝花洗净备用，胡萝卜切片。

2 锅烧热，放入蚝油，放香菇、胡萝卜片、草菇、西蓝花炒匀，加少许清水，加盖焖熟，加盐、鸡精、白糖调味，以水淀粉勾芡，炒匀即可。

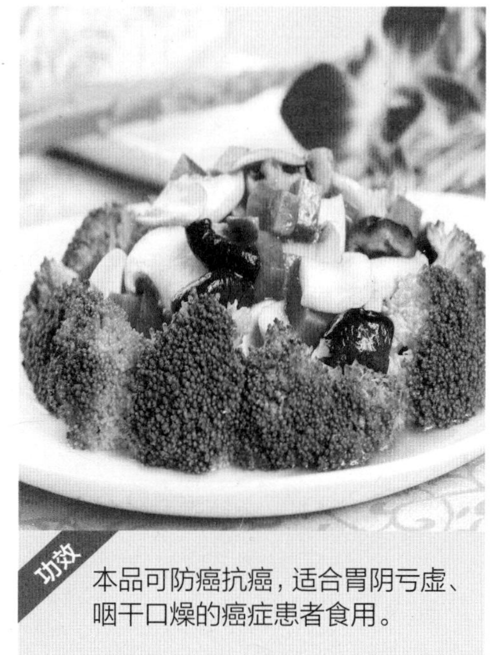

功效 本品可防癌抗癌，适合胃阴亏虚、咽干口燥的癌症患者食用。

麦芽乌梅饮

原料

神曲10克，炒麦芽15克，乌梅2粒，寡糖30克

制作

1 将神曲、乌梅、炒麦芽洗净，备用。

2 加水1000毫升，煮沸后小火续煮20分钟。

3 滤渣后加入寡糖调味即可。

功效 本品具有健脾消食的功效，可改善胃肠胀气。

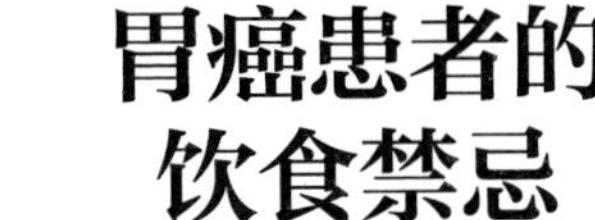

胃癌患者的饮食禁忌

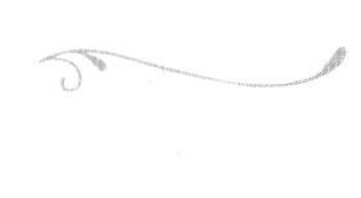

NO 禁吃坚硬、粗糙、多纤维、油腻、黏滞不易消化的食物

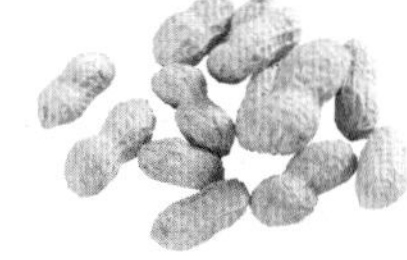

原因： 压缩饼干、蚕豆、花生等质地较坚硬，可直接刺激肠壁，加剧肠壁的损伤，而且它们难以消化，长期停留在胃肠道中，会加重消化道的负担。糙米、芹菜、韭菜等食物所含纤维粗而多，不容易消化，胃癌患者食用后容易导致胃局部充血、水肿，从而加重病情，甚至引起出血。糯米性黏滞，特别是冷的糯米制品黏度较高，不易被磨成“食糜”而影响消化吸收，胃癌患者不宜食用。

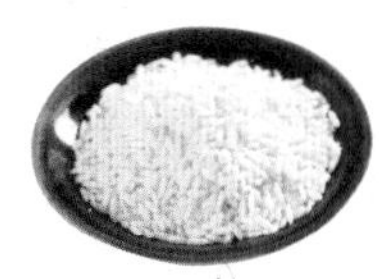

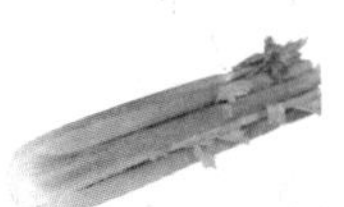

NO 禁食辛辣刺激性食物

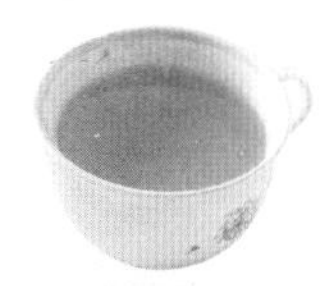

原因： 辣椒、花椒等食物均具有强烈的刺激性，食用后会对胃的腺体产生刺激，使其产生过多的胃酸，进而刺激胃黏膜，损伤胃黏膜屏障，尤其对于有胃部溃疡病变者，会引起炎症，加重疼痛、反酸等症状。胃癌患者需要良好充足的睡眠，而浓茶含有的茶碱和咖啡中含有的咖啡因有兴奋中枢神经的作用，会影响睡眠质量，甚至造成失眠，故不适宜。

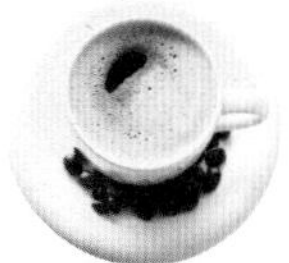

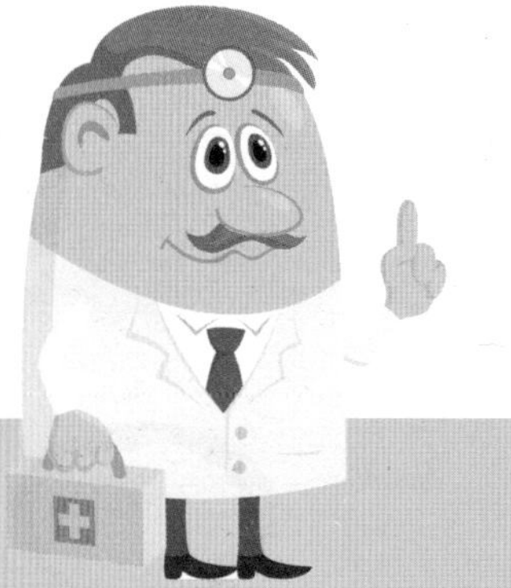

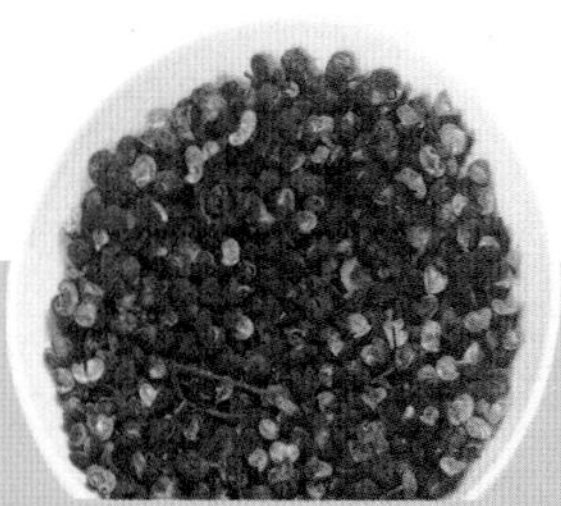

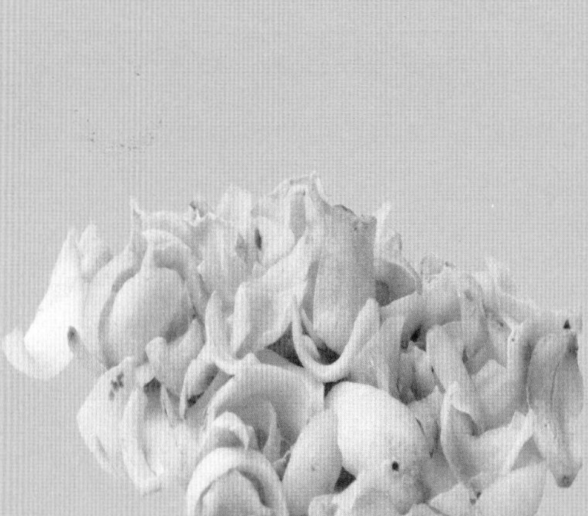

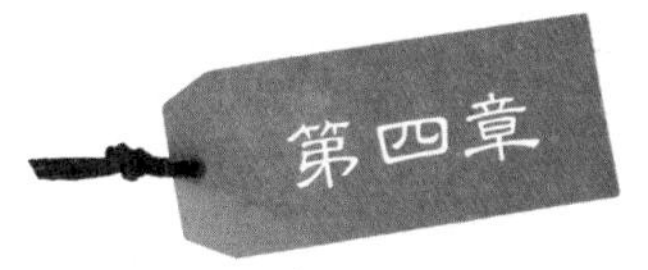

学会吃！快速调理呼吸系统常见疾病

呼吸系统是机体与外界进行气体交换的器官的总称，主要包括传送气体的呼吸道以及进行气体交换的肺两部分。呼吸道包括鼻腔、咽、喉、气管和各级支气管。呼吸系统的主要功能就是通过与外界的气体交换，从而获取生命活动所需要的氧气，并且将新陈代谢产生的二氧化碳排出体外。

呼吸系统疾病的不适症状主要有咳嗽、咳痰、咯血、气喘、呼吸困难、胸痛等。常见的呼吸系统疾病有感冒、哮喘、肺炎、肺癌等。

常用于食疗呼吸系统疾病的食物有猪肺、白扁豆、蜂蜜、杏仁、百合、梨、金橘、核桃、山药、牛蒡根、银耳、柚子等。

常用于治疗呼吸系统疾病的中药材有桔梗、麻黄、苏子、蛤蚧、百部、冬虫夏草、白果、枇杷、桑白皮、沙参、玉竹等。

感冒

感冒，中医称“伤风”，是一种由多种病毒引起的呼吸道常见病。中医将感冒分为风寒感冒、风热感冒、暑湿感冒和时行感冒等四种类型。

发病原因

感冒主要的致病病毒为冠状病毒和鼻病毒。当人们因受凉、过度疲劳、营养不良等引起机体抵抗力下降时，就易诱发冠状病毒和鼻病毒的感染。

临床症状

风寒感冒 患者有畏寒、发热、鼻塞、流清涕、咳嗽、头痛、无汗、喜热饮、小便清长、舌苔薄白等症状。

风热感冒 患者有发热较轻、不恶寒、头痛较轻、有汗、鼻塞流涕、咳嗽、伴咽喉痛、口干喜冷饮、小便黄、大便秘结、舌质红、舌苔薄黄等症状。

暑湿感冒 此类型感冒多发生在夏季，患者表现为畏寒、发热、口淡无味、头痛、头胀、腹痛、腹泻、呕吐等症状。

时行感冒（流感） 时行感冒与风热感冒的症状相似，患者畏寒、高热、头痛剧烈、全身酸痛、鼻塞流涕等。

治疗原则

治疗风寒感冒宜发散风寒、辛温解表；治疗风热感冒宜清热利咽、辛凉解表；暑湿感冒常发生在夏季，治疗宜祛湿和中、解暑；对于时行感冒，治疗应以抗流感病毒、增强患者免疫力为主。

民间秘方

1. 取姜25克切片，葱白3根切段，放入锅内注水烧开，加入红糖拌匀即可。本品可发汗解表、疏风散寒，适合风寒感冒患者饮用。

2. 取金银花、连翘各15克，薄荷、枇杷叶各8克，放入锅中，加水煮沸即可。本品有疏散风热、利咽止咳的功效，适合风热感冒的患者食用。

感冒调理食谱

白芷鱼头汤

原料

鳙鱼头 1 个，川芎 5 克，白芷 1 克，生姜 5 片，盐、食用油各适量

制作

1 将鳙鱼头洗净，去鳃和内脏，起油锅，下鱼头煎至微黄，取出备用；川芎、白芷洗净。

2 把川芎、白芷、生姜、鱼头一起放入炖锅内，加适量开水，炖锅加盖，小火隔水炖 2 小时。

3 加入盐调味即可。

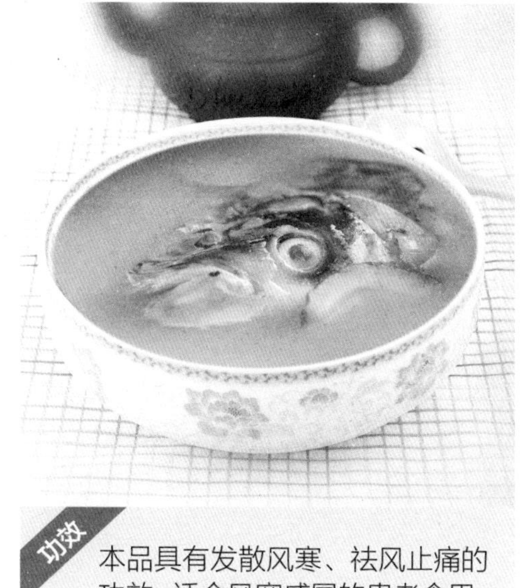

功效 本品具有发散风寒、祛风止痛的功效，适合风寒感冒的患者食用。

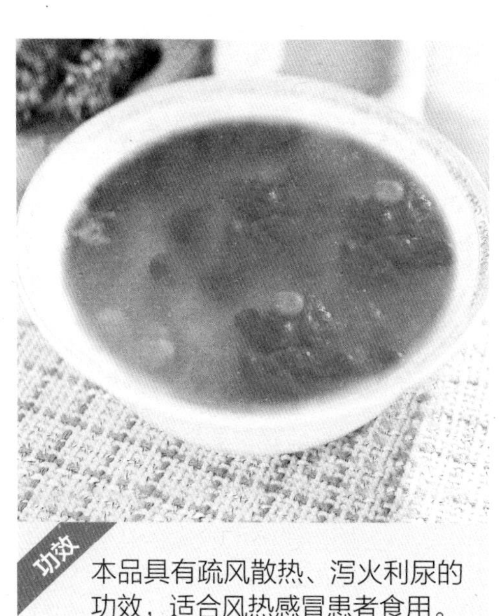

功效 本品具有疏风散热、泻火利尿的功效，适合风热感冒患者食用。

菊豆枸杞汤

原料

菊花 10 克，绿豆 30 克，枸杞 20 克，红糖适量

制作

1 将绿豆洗净，用清水浸约半小时；枸杞、菊花洗净。

2 把绿豆放入锅内，加适量清水，大火煮沸后，小火煮至绿豆开花。

3 加入菊花、枸杞，再煮 20 分钟，加入红糖调味即可。

苦瓜排骨汤

原料

排骨块 100 克，苦瓜 200 克，麻黄 10 克，盐适量

制作

1 将苦瓜洗净、去瓤，切成块；麻黄洗净；排骨块洗净。

2 把排骨块、苦瓜、麻黄一同放入锅内，加适量清水，大火煮沸后改为小火煮 1 小时。

3 加入盐调味即可。

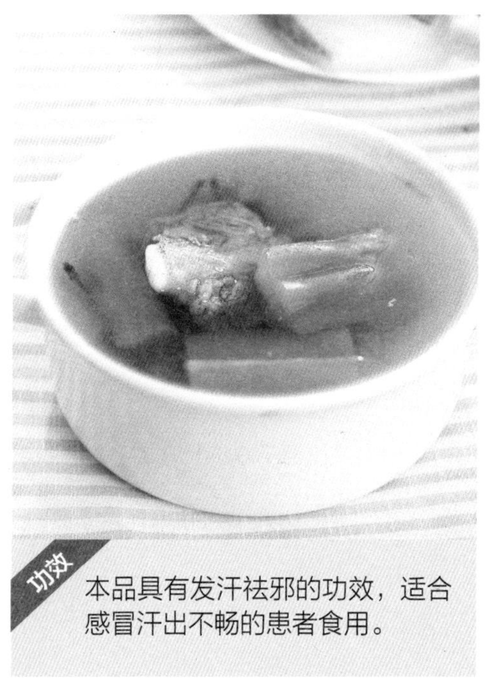

功效 本品具有发汗祛邪的功效，适合感冒汗出不畅的患者食用。

白扁豆山药粥

原料

白扁豆 30 克，山药 50 克，粳米 100 克，冰糖适量

制作

1 锅中放入洗净的粳米、白扁豆，加水 1000 毫升，用大火烧开。

2 将山药洗净放入，转小火慢煮成粥。

3 下入冰糖调匀即可。

功效 本品解表祛湿、和中健脾，适合夏季暑湿感冒的患者食用。

感冒患者的饮食禁忌

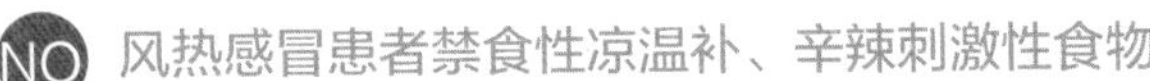

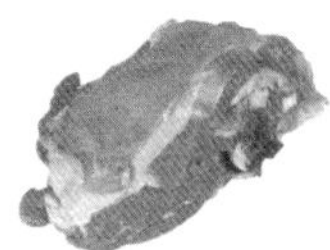

NO 风热感冒患者禁食性凉温补、辛辣刺激性食物

原因： 风热感冒为感受风热之毒所致，《诸病源候论·风热候》中说：“风热病者，风热之气，先从皮毛入于肺也。肺为五脏上盖，候身之皮毛，若肤腠虚，则风热之气，先伤皮毛，乃入肺也。”而桂圆、荔枝、樱桃、狗肉、羊肉、胡椒、辣椒、人参等食物均为性温热之品，食用后助热上火，不利于风热感冒患者食用。

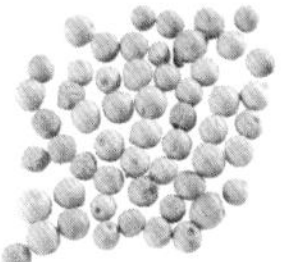

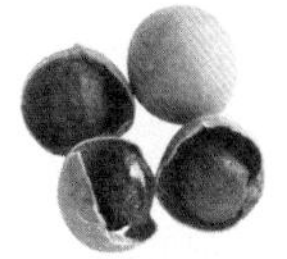

NO 暑湿感冒患者禁食辛辣燥热、升燥助火的食物

原因： 暑湿感冒多发生于夏季或夏秋交界之时，为夏季暑湿之气过盛，侵入人体所致，食用桂圆、荔枝、羊肉等辛温燥热的食物会加重其发热、鼻塞流浊涕、头昏重或胀痛、胸闷腹胀、恶心、心烦口渴等症状。

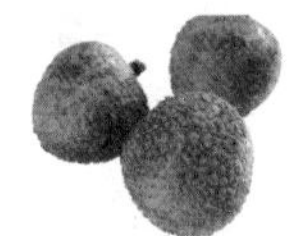

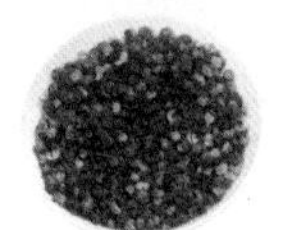

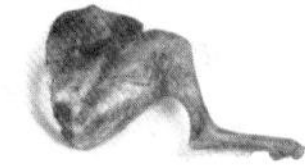

哮喘

哮喘是一种慢性支气管疾病，患者的气管因为发炎而肿胀，呼吸管道变得狭窄，因而导致呼吸困难。分为内源性哮喘和外源性哮喘两类。

发病原因

猫狗的皮垢、霉菌等过敏源的侵入、微生物感染、过度疲劳、情绪波动大、气候寒冷导致呼吸道感染、天气骤变或气压降低等都可能引发哮喘病。

临床症状

外源性哮喘　外源性哮喘是患者对致敏原产生过敏的反应，致敏原包括尘埃、花粉、动物毛发、衣物纤维等。患者常有发作先兆，如发作前先出现鼻痒、咽痒、流泪、喷嚏、干咳等，发作期出现喘息、胸闷、气短、平卧困难等症状。

内源性哮喘　患者一般先有呼吸道感染，出现咳嗽、吐痰、低热等症状，后逐渐出现喘息、胸闷、气短症状。多数病程较长，缓解较慢。

治疗原则

对于因呼吸道感染引起气管狭窄所致的哮喘，治疗的首要任务是松弛气管平滑肌。对于因花粉、动物毛发、刺激性气味等因素引起气管过敏所导致的哮喘，治疗以抗过敏为主。哮喘病是一种慢性消耗性疾病，久之会导致肺气、肾气虚弱。因此，对于虚喘患者，治疗应以补肾敛肺、纳气定喘为主。发病期要补充蛋白质、维生素和矿物质，以增强患者体质和抗病能力。

民间秘方

1. 取五味子 250 克加水煎浓汁，待凉后，将 7 个鸡蛋浸没在药汁中，浸 7 天，每天取出 1 个鸡蛋用来蒸熟食用，对于哮喘有很好的疗效。

2. 取 3 克麻黄塞入一头去节的芦根中，再把芦根封口，加入适量的水煎服，每日 1 次，服 3~4 天，适用于哮喘及慢性咳嗽患者。

哮喘调理食谱

菊花桔梗雪梨汤

原料

甘菊 5 朵，桔梗 5 克，雪梨 1 个，冰糖 5 克

制作

1 甘菊、桔梗洗净，加 1200 毫升水煮开，转小火继续煮 10 分钟，去渣留汁。

2 加入冰糖搅匀，盛出放凉。

3 梨子洗净，削去皮，梨肉切丁，加入已凉的甘菊水即可。

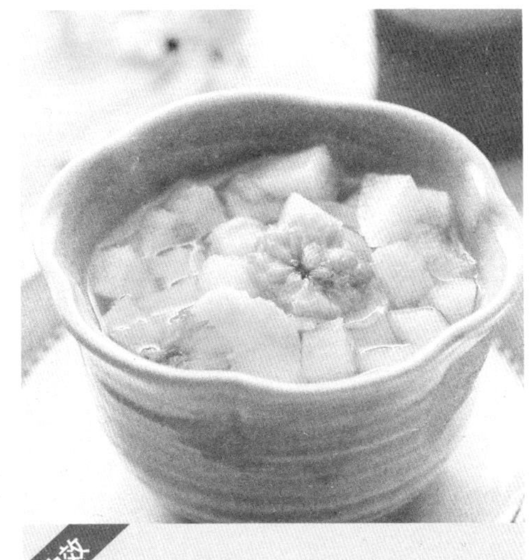

功效 本品开肺宣气、清热止咳，适合咳嗽气喘、咳吐黄痰等患者食用。

紫菀款冬猪肺汤

原料

紫菀 10 克，款冬 15 克，猪肺 300 克，盐 6 克，姜片 4 克

制作

1 将猪肺用清水洗净，切块。

2 猪肺与洗净的紫菀、款冬共煮。

3 煮至熟时加入盐、姜片调味即可。

功效 本品具有补肺定喘、止咳化痰作用，适合哮喘患者食用。

果仁粥

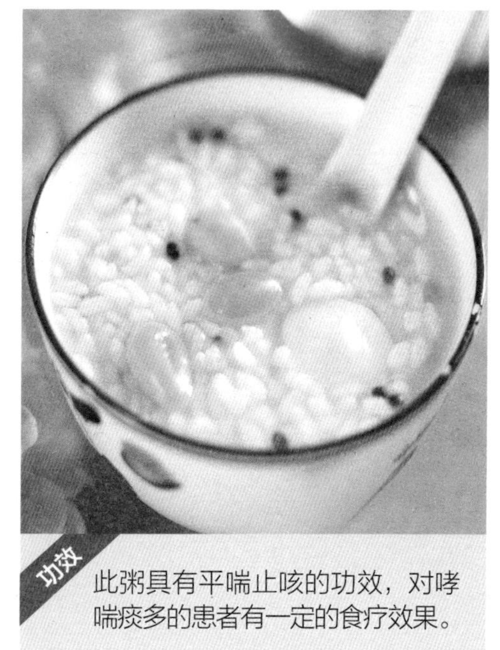

功效 此粥具有平喘止咳的功效，对哮喘痰多的患者有一定的食疗效果。

原料

白果、浙贝母各 10 克，莱菔子 15 克，粳米 100 克，盐、香油各适量

制作

1 白果、粳米、浙贝母、莱菔子洗净，一起装入瓦煲内。

2 加入 2000 毫升清水，烧开后，改为小火慢煮成粥样。

3 下盐，淋香油，调匀即可。

天南星冰糖水

功效 本品具有燥湿化痰、祛风解痉作用，寒证哮喘症患者食用有益。

原料

天南星 9 克，冰糖适量

制作

1 天南星洗净，备用。

2 加水 200 毫升，煎 20 分钟，去渣。

3 加入适量冰糖，以微甜为准。

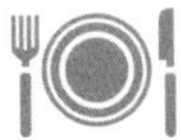

哮喘患者的饮食禁忌

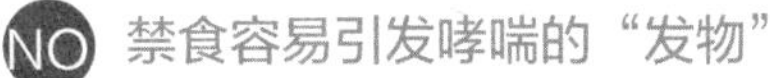

NO 禁食容易引发哮喘的“发物”

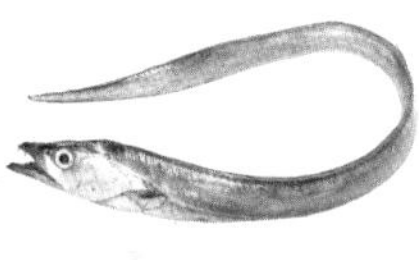

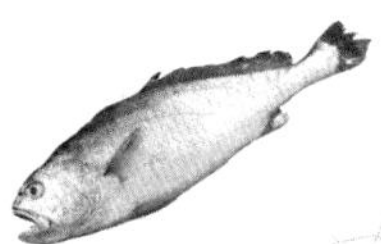

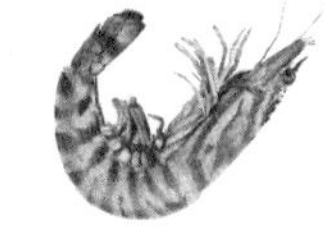

原因： 大多数的哮喘患者属于过敏体质，本身可能伴有过敏性鼻炎或者特应性皮炎，又或者会对某些变应原、食物、药物过敏。而带鱼、海鳗、黄鱼等许多无鳞鱼，以及虾、蟹等海鲜很可能是哮喘的重要过敏原，哮喘病人应特别注意。而且带鱼等性温，富含油脂，哮喘患者食用可助湿生痰，不利于对病情的控制。

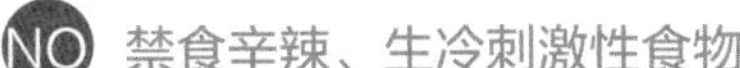

NO 禁食辛辣、生冷刺激性食物

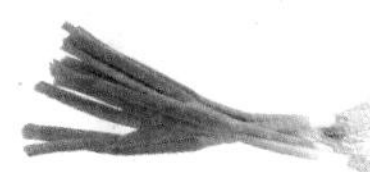

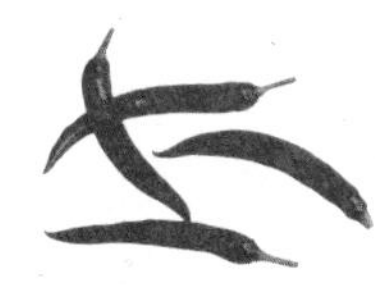

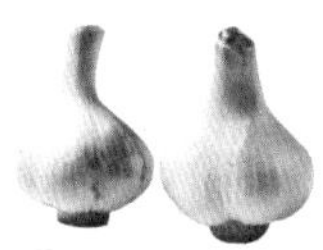

原因： 辣椒、芥末、大葱、蒜等均具有强烈的刺激性，白酒、冰激凌、碳酸饮料的刺激均可导致副交感神经兴奋性增加，使支气管收缩痉挛，从而引发哮喘。中医认为，辣椒、芥末、大葱、蒜均为性温热之品，食用后可助热生痰，加重炎症的病情。此外，酒精、碳酸饮料及冷饮进入血液后还会使心跳加快，肺呼吸功能降低，从而影响哮喘的病情。

肺炎

肺炎又名肺闭喘咳和肺风痰喘，是指肺泡腔和间质组织的肺实质感染，通常发病急、变化快、并发症多，是内科、儿科的常见病之一。

发病原因

接触到顽固性病菌或病毒；身体抵抗力弱，如长期吸烟；上呼吸道感染时没有正确处理；心肺有其他病变，如癌症、气管扩张、肺尘埃沉着病等。

临床症状

寒战、高热 起病急，突然寒战，继发高热，体温可高达 39~40℃，伴有头痛、全身肌肉酸痛，食量减少。

咳嗽、咯血 初期为刺激性干咳，继而咳出白色黏液痰或带血丝痰，而后会咳出黏液血性痰或铁锈色痰，进入消散期痰量增多，痰黄而稀薄。

胸痛 常有剧烈针刺样胸痛，随咳嗽或深呼吸而加剧，可放射至肩或腹部。

呼吸困难 呼吸困难、呼吸快而浅，病情严重时会出现面唇发绀。

其他症状 严重感染者可出现神志模糊、烦躁、嗜睡、昏迷等症状。

治疗原则

肺炎多因感染葡萄球菌或肺炎球菌所引起，因此治疗此病的首要任务是对抗葡萄球菌、抑制肺炎球菌。其次，肺炎患者大多体质较弱，抵抗力差，所以在治疗的同时，应多进食补益肺气的食物，以及富含优质蛋白的饮食，以增强患者体质。

民间秘方

1. 取白茅根、鱼腥草各 30 克，金银花 15 克，连翘 10 克，加水煎汁，取汁服用，每日 1 剂，连续服用 3 天，可清热解毒、消炎止咳。

2. 取牛蒡子、防风、荆芥穗各 10 克，大黄、生甘草各 5 克，洗净，放入锅中，加水煎浓汁，放入 5 克薄荷煎片刻可饮，每日 1 次。有疏风散热、宣肺透疹的功效，适用于肺炎患者。

肺炎调理食谱

白前扁豆猪肺汤

原料

白前9克，扁豆10克，猪肺300克，葱段25克，盐3克

制作

1 白前、扁豆择好后用清水洗净，再用纱布包起来备用。

2 猪肺洗净，挤净血污，同白前、扁豆一起放入砂锅内，再将葱段放入，注入清水约2000毫升。

3 先用武火烧沸，改用文火炖1小时至猪肺熟透，加盐调味即可。

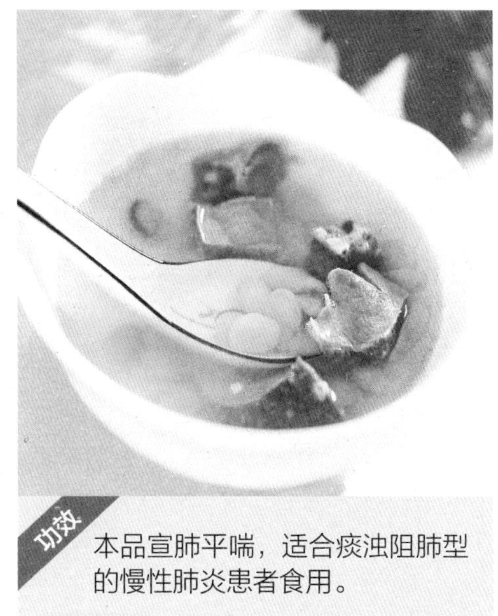

功效 本品宣肺平喘，适合痰浊阻肺型的慢性肺炎患者食用。

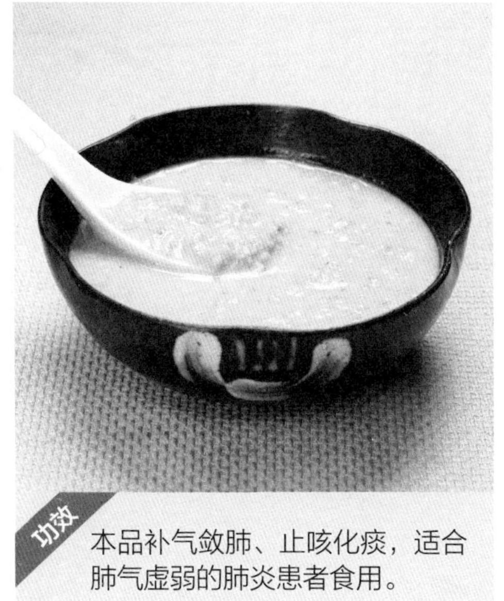

功效 本品补气敛肺、止咳化痰，适合肺气虚弱的肺炎患者食用。

四仁鸡蛋粥

原料

核桃仁、花生仁各40克，鸡蛋2个，白果仁、甜杏仁各20克，糖适量

制作

1 白果仁洗净，去壳、去皮；甜杏仁、核桃仁、花生仁洗净。

2 将白果仁、甜杏仁、核桃仁、花生仁共研成粉末，用干净、干燥的瓶罐收藏，放于阴凉处。

3 每次取20克加水煮沸，冲入鸡蛋，盛一小碗，加糖搅拌均匀即可。

白果扒草菇

原料

白果 15 克，草菇 450 克，陈皮 6 克，姜丝 10 克，葱花、盐、味精、香油、食用油各适量

制作

1 将草菇洗净，切片；白果去皮发好；陈皮泡后切成丝。

2 锅内加少许底油，下葱花、姜丝爆香后，下入陈皮和草菇翻炒。

3 加入白果，调入盐、味精、香油翻炒均匀即可。

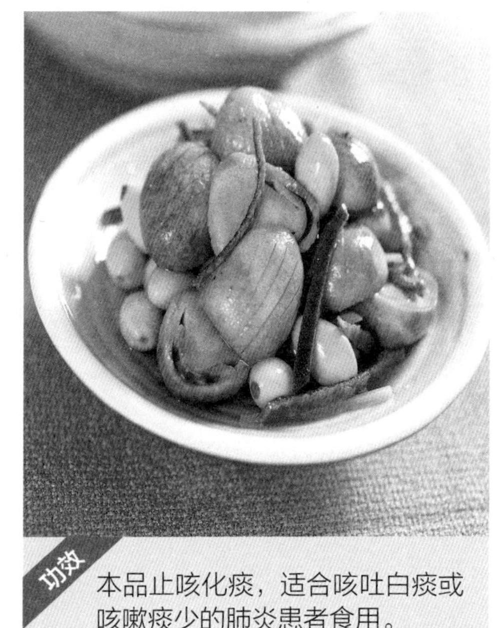

功效 本品止咳化痰，适合咳吐白痰或咳嗽痰少的肺炎患者食用。

复方菊花茶

原料

金银花 21 克，菊花、桑叶各 9 克，杏仁 6 克，芦根 30 克（鲜品加倍），蜂蜜适量

制作

1 将金银花、菊花、桑叶、杏仁、芦根用水略冲洗。

2 放入锅中用水煮后将汤盛出。

3 待凉后加入蜂蜜即可。

功效 本品具有清热润肺、止咳化痰的功效，可用于肺炎患者。

肺炎患者的饮食禁忌

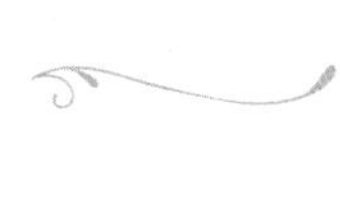

禁食甘温水果

原因： 石榴、李子、杏等水果性甘温，肺炎患者食用后容易助湿生痰，从而加重病情。关于这些食物的食用禁忌，古书中早有记载，如石榴，《日用本草》中指出："其汁恋膈成痰，损肺气，病人忌食。"又如杏，古人早有多食可"伤筋骨，生痰热，发疮痈，动宿疾"的说法；如李子，在《随息居饮食谱》有曰："多食生痰，助湿发疟疾，脾虚者尤忌之。"

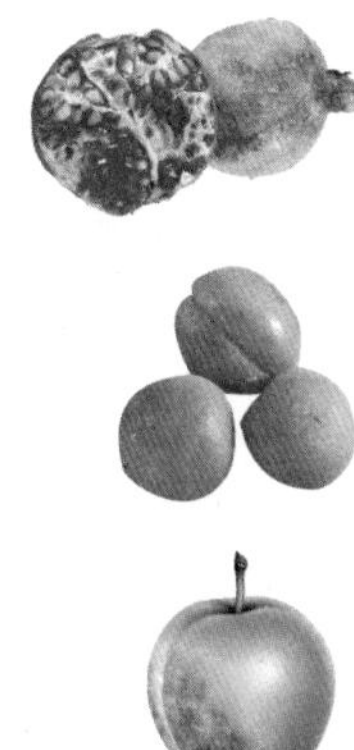

禁食辛辣、生冷刺激性食物

原因： 辣椒、芥末等具有强烈的刺激性，可刺激呼吸道黏膜，使其高度充血、水肿，不利于慢性肺炎的病情。而浓茶、咖啡和可乐中含有咖啡因，咖啡因是一种黄嘌呤生物碱化合物，可刺激支气管引起其痉挛，从而加重咳嗽的症状，故慢性肺炎患者不宜饮用。冰激凌等生冷食物的刺激，也有可能引起支气管痉挛，从而加重慢性肺炎患者的咳嗽症状。

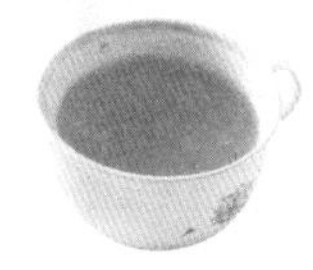

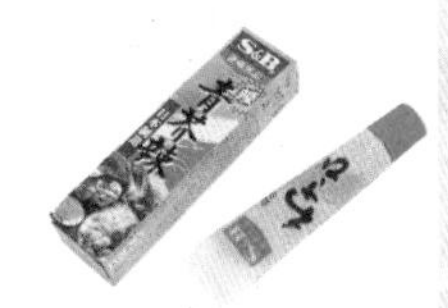

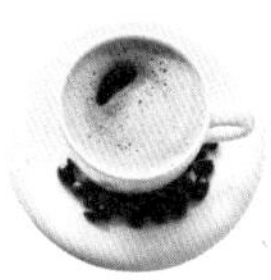

肺癌

肺癌是指原发生于支气管上皮细胞的恶性肿瘤。肺癌扩散转移的方式可归纳为局部浸润、血道转移、淋巴道转移和种植转移四种。

发病原因

吸烟者的肺癌发病率比不吸烟者高 10 倍。另外，大气污染，长期接触铀、镭等放射性物质及其衍化物均可诱发肺癌。肺结核、硅肺、尘肺等可与肺癌并存。

临床症状

早期肺癌　肺癌在早期并无特殊症状，仅有一般呼吸系统疾病所共有的症状，具体表现有：咳嗽、低热、胸痛（可为闷痛、隐痛或胀痛）、痰血（痰中带血）。部分患者会出现骨关节肿胀疼痛、变形。有少数患者有肩背痛症状。

晚期肺癌　胸部疼痛是肺癌晚期患者最常见症状，患者还可出现声音嘶哑、面颈部水肿、气促、呼吸困难、胸腔积液等症状。

治疗原则

治疗肺癌的首要任务是抑制癌细胞生长、扩散、浸润，因此患者应多进食具有防癌抗癌的药材和食物。此外，肺癌患者大多肺气亏虚，体质较虚弱，因此在抗癌、抑制癌细胞扩散转移的同时，还应补益肺气、止咳化痰，增强抗癌抗病的能力。

民间秘方

1. 取银杏叶 5 克、绿茶 2~3 克，加入沸水冲泡，每天晨起空腹和睡前各饮 1 次。可抑制细胞的恶性转化，适用于肺癌患者饮用。

2. 取白花蛇舌草、鱼腥草、枇杷叶、猪苓、薏米、通光散各 30 克，加水煎汁，取汁服用，每天 1 剂，分 3 次服用。具有清热利尿、活血止痛的功效，对于各期的肺癌有一定的辅助治疗作用。

肺癌调理食谱

党参百合粥

原料

粳米 100 克，薏米 50 克，党参 30 克，百合 20 克，冰糖少许

制作

1 取党参洗净，切段。

2 百合、薏米、粳米洗净备用。

3 百合、粳米、党参、薏米加水同煮成粥，再调入冰糖拌匀即成。

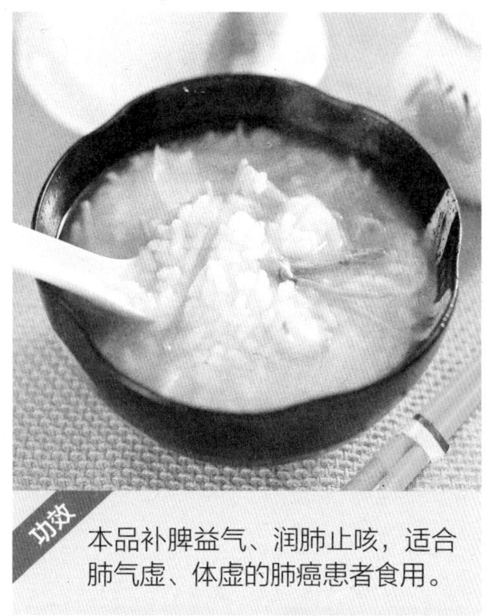

功效

本品补脾益气、润肺止咳，适合肺气虚、体虚的肺癌患者食用。

补肺阿胶粥

原料

阿胶 15 克，杏仁 10 克，西洋参 3 克，蜜制马兜铃、川贝、葶苈子、薏米各 5 克，大米 50 克，白糖适量

制作

1 西洋参研成粉末，阿胶烊化为汁，大米淘洗备用。

2 将杏仁、马兜铃、川贝、葶苈子、薏米洗净先煎，去渣，取上清汁。

3 加入大米，用文火煮成粥，调入西洋参末、阿胶汁、白糖即可。

功效

本品降气化痰、止咳平喘，对肺癌患者有很好的食疗作用。

冬虫夏草养肺茶

原料

冬虫夏草、西洋参、北沙参、枸杞各6克

制作

1 将冬虫夏草研磨成粉末备用。

2 将冬虫夏草、西洋参、北沙参、枸杞放入杯中，冲入约500毫升的沸水。

3 静置数分钟后即可饮用。

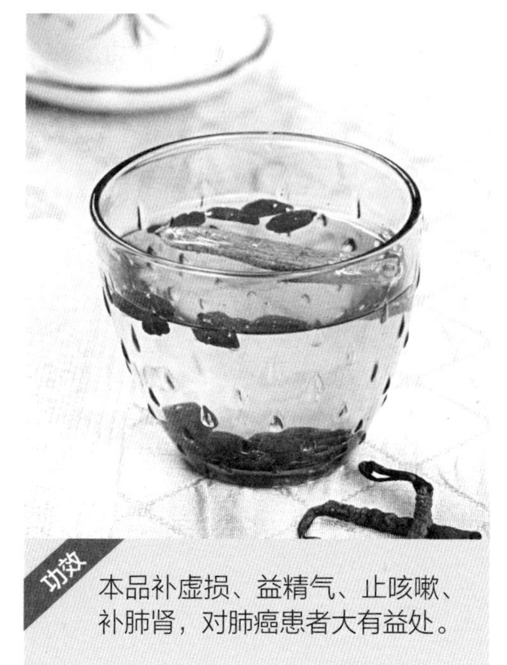

功效 本品补虚损、益精气、止咳嗽、补肺肾，对肺癌患者大有益处。

白及玉竹养肺饮

原料

燕窝6克，白及、玉竹各5克，冰糖适量

制作

1 燕窝、玉竹冲净泡发，白及略洗。

2 将燕窝、玉竹、白及入瓦锅中，小火炖烂，加适量冰糖再炖。

3 每日早晚各服一次。

功效 本品具有补益肺肾、纳肺止血的功效，适合肺癌咯血患者食用。

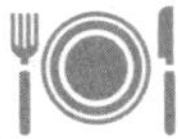

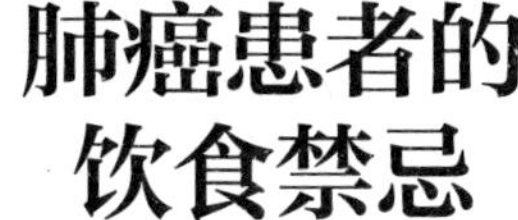

肺癌患者的饮食禁忌

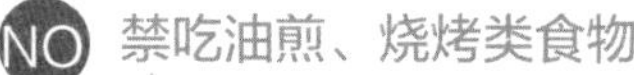

NO 禁吃油煎、烧烤类食物

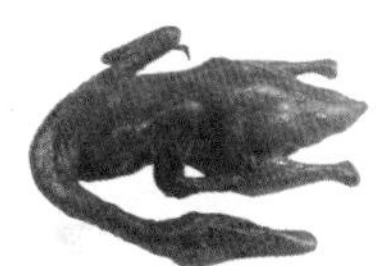

原因： 烤鸭、炸鸡、油条、薯片等在制作的过程中，会产生大量的致癌物质。如薯片中含有致癌物丙烯酰胺，过量食用使丙烯酰胺大量堆积，从而加重肺癌的病情。又如油条，在高温油炸的过程中也会产生大量的致癌物质，长期食用可能导致癌症的发生，肺癌患者食用后容易导致病情加重。

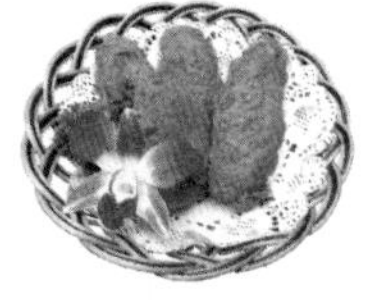

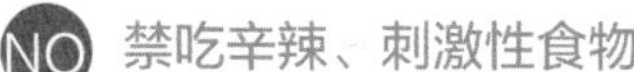

NO 禁吃辛辣、刺激性食物

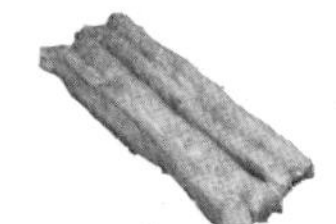

原因： 葱、姜、花椒、辣椒等食物均具有强烈的刺激性，肺癌患者食用后会刺激其支气管黏膜，引起咳嗽、气喘症状加重，严重影响病情。另外，这类辛辣刺激的食物均为温热之品，肺癌患者食用后可助火生热，使痰热加重，从而加重病情，严重者还可能诱发咯血。而且多食这类食物，还会使大便干燥，从而使患者发生肠燥便秘。

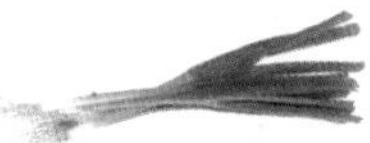

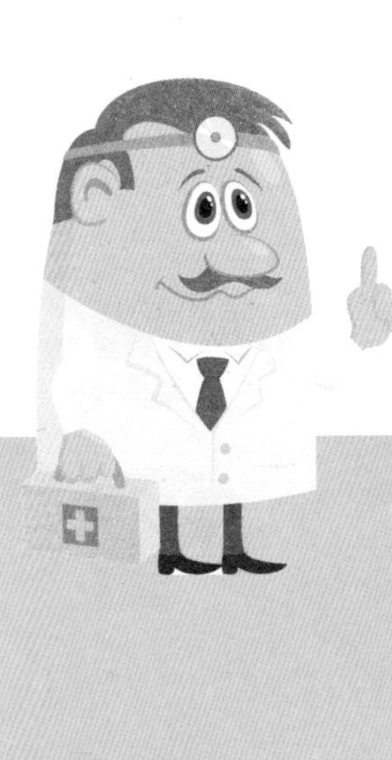

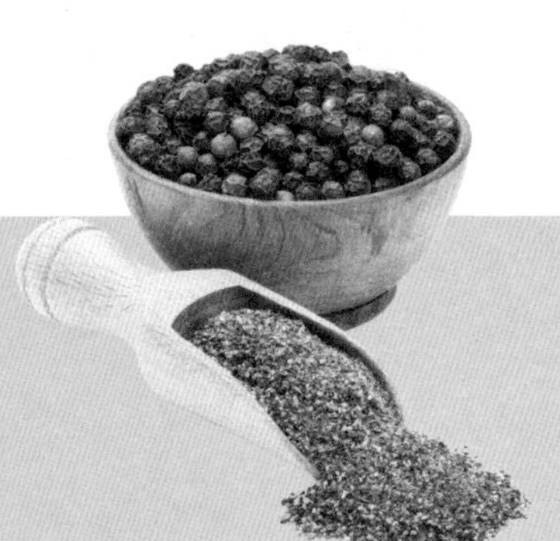

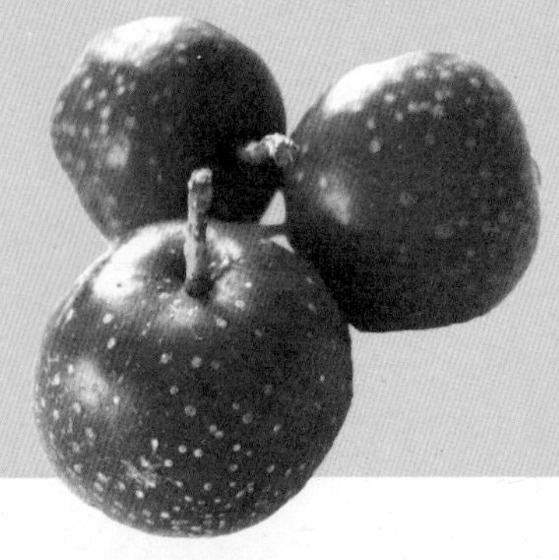

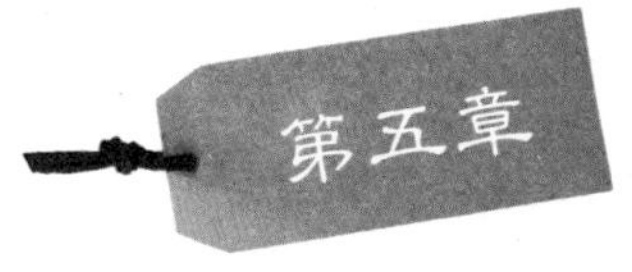

学会吃！快速调理心脑血管常见疾病

心脑血管包括心脏血管和脑血管，其主要功能是把机体从外界摄取的氧气和营养物质输送至全身的各个组织和器官，促进新陈代谢，同时将代谢产物运送至肺、肾、皮肤等处排出体外。

心脑血管疾病具有“发病率高、致残率高、死亡率高、复发率高，并发症多”即“四高一多”的特点。常见的心脑血管疾病有冠心病、贫血、高血压、脑血管硬化等。

常用于食疗心脑血管疾病的食物有猪心、鱼头、山楂、红枣、洋葱、木耳、大蒜、乌鸡、西红柿、苦瓜、胡萝卜、白萝卜、蜂蜜、绿豆、海带等。

常用于心脑血管疾病的中药材有天麻、钩藤、西洋参、菊花、丹参、红花、桃仁、川芎、延胡索、益母草、枸杞、三七等。

冠心病

冠状动脉粥样硬化性心脏病，简称冠心病，是由于冠状动脉粥样硬化病变致使心肌缺血、缺氧的心脏病。

发病原因

冠心病是多种疾病因素长期综合作用的结果，如不良的生活方式、肥胖、吸烟都是引发冠心病的重要因素，当人精神紧张或激动发怒时也容易导致冠心病。

临床症状

胸痛 疼痛的部位主要在心前区，常放射至左肩、左臂内侧，达无名指和小指。胸痛常为压迫、发闷或紧缩性，也可有烧灼感。

诱发因素 常由体力劳动或情绪激动（如愤怒、焦急、过度兴奋等）所激发，饱食、寒冷、吸烟、心动过速等亦可诱发。

缓解方式 疼痛一般持续 3 ~ 5 分钟后会逐渐缓解，舌下含服硝酸甘油也能在几分钟内使之缓解。

治疗原则

冠心病的主要致病因素有血脂偏高、身体肥胖等。当人体动脉血管壁上附着了过多的脂类物质时，就会导致动脉血管变窄，血流阻力加大，动脉血管的血流量减少，最终导致心肌缺血或缺氧而引起冠心病。所以，扩张动脉血管是治疗冠心病的重要方法之一。此外，冠状动脉发生粥样硬化而破裂出血，血管腔内就会形成血栓，从而导致冠状动脉的急性阻塞而发生心肌缺血。因此，抑制血栓形成也可以有效防治冠心病。

民间秘方

1. 取菊花 6 克、甘草 3 克，煎取药汁，加入 30 克白糖拌匀饮用。有滋阴、补心、理气的功效，适用于冠心病患者。

2. 取丹参、红花各 9 克，煎取药汁两次，放入 15 克白糖混匀。另外将三七、沉香、琥珀各 3 克研成粉状，与药液一起服用即可，每日 1 剂，分早晚 2 次服用。可活血化瘀，适用于冠心病患者。

冠心病调理食谱

桂参红枣猪心汤

原料

桂枝 15 克，党参 10 克，红枣 6 枚，猪心半个，盐 1 小匙

制作

1 猪心入沸水中汆烫，捞出，冲洗，切片。

2 桂枝、党参、红枣洗净，盛入锅中，加 3 碗水以大火煮开，转小火续煮 30 分钟。

3 转中火让汤汁沸腾，放入猪心片，待水再开，加盐调味即可。

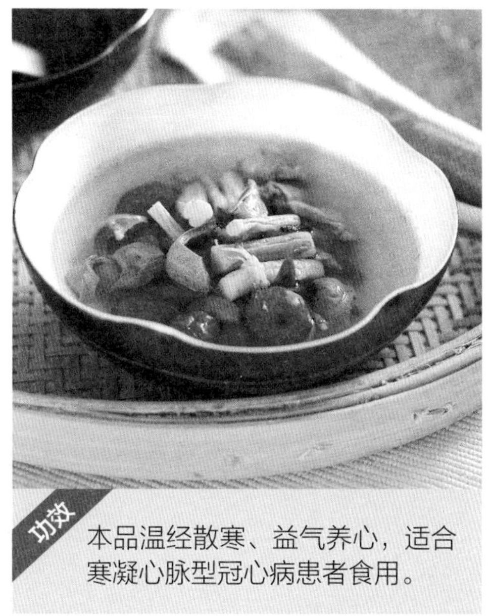

功效 本品温经散寒、益气养心，适合寒凝心脉型冠心病患者食用。

天麻地龙炖牛肉

原料

牛肉 500 克，天麻、地龙各 10 克，盐、胡椒粉、味精、姜片、酱油、料酒、食用油各适量

制作

1 天麻、地龙洗净。牛肉切块，入锅加水烧沸，捞出，牛肉汤待用。

2 油锅烧热，加姜片煸香，加酱油、料酒和牛肉汤烧沸，再调入盐、胡椒粉、味精，放入牛肉、天麻、地龙同炖至肉烂即可。

功效 本品息风止痉、通经活络，适合冠心病等疾病的患者食用。

丹参山楂大米粥

原料

丹参 20 克，干山楂 30 克，大米 100 克，冰糖 5 克，葱花少许

制作

1 大米洗净，放入水中浸泡；干山楂用温水泡后洗净。

2 丹参洗净，用纱布袋装好扎紧封口，放入锅中加清水熬汁。

3 锅置火上，放入大米煮至七成熟，放入山楂，倒入丹参汁煮至粥将成，放冰糖调匀，撒葱花便可。

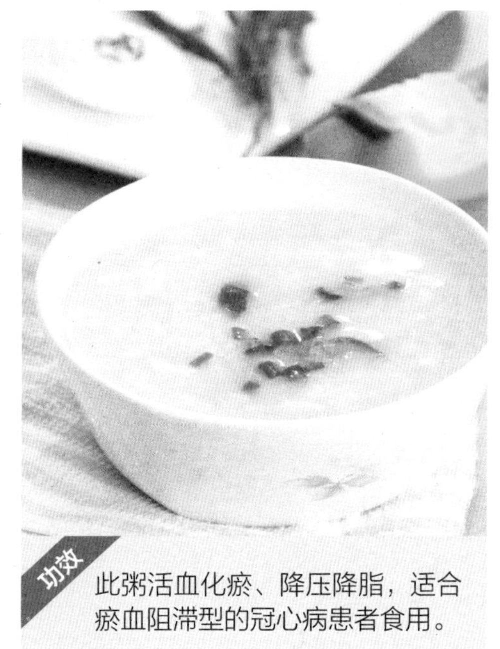

功效 此粥活血化瘀、降压降脂，适合瘀血阻滞型的冠心病患者食用。

玫瑰香附茶

原料

香附 10 克，玫瑰花、柴胡各 5 克，冰糖 1 大匙

制作

1 玫瑰花剥瓣，洗净，沥干。

2 香附、柴胡以清水冲净，加 2 碗水熬约 5 分钟，滤渣，留汁。

3 将备好的药汁再次烧热，放入玫瑰花瓣，加入冰糖，搅拌均匀，待冰糖全部溶化、药汁变黏稠时，搅拌均匀即可。

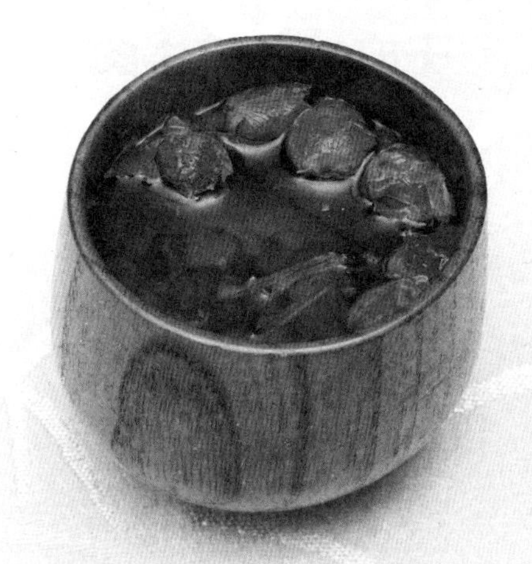

功效 此品可理气解郁、活血散瘀，适合肝郁气滞型冠心病患者饮用。

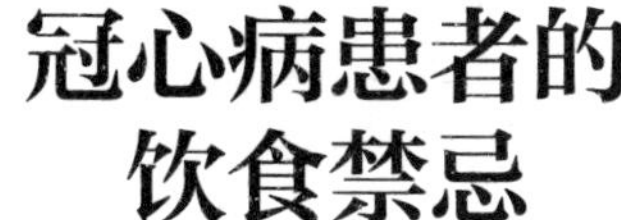

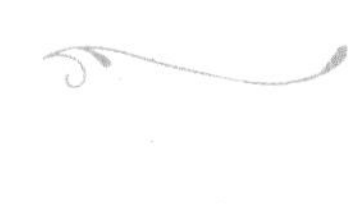

冠心病患者的饮食禁忌

NO 禁吃高糖食物

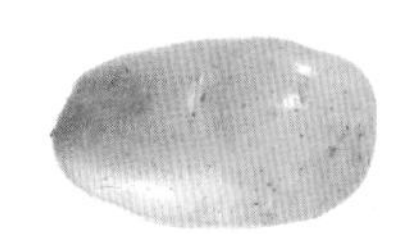

原因： 土豆、蛋糕等高糖食物中的糖含量极高，如每 100 克土豆含糖 17.2 克，长期食用这种高糖食物，使摄入的糖量大大地超过人体的需要，多余的热量会在体内转化为脂肪堆积起来，久而久之，就可能导致动脉粥样硬化，使血压上升，心肺的负荷加重，进一步影响冠心病的病情。此外，过多食用这种高糖的食物，还容易引起体重增加，也不利于冠心病患者的病情。

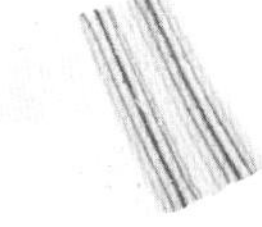

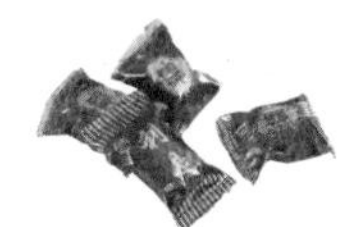

NO 禁吃使心率加快、增加大脑耗氧量的食物

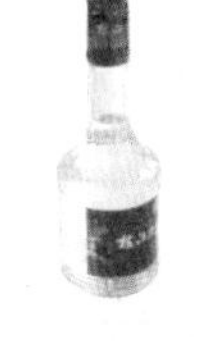

原因： 咖啡和浓茶中含有的咖啡因有兴奋神经中枢的作用，可引起兴奋、不安、心跳加快和心律不齐，从而增加心脏负担，加重冠心病的病情。白酒具有强烈的刺激性，可使心率增快，长期饮酒会使心脏扩大，导致心脏收缩功能减退。此外，白酒还能够促使 β－脂蛋白的产生，升高血液中的胆固醇和三酰甘油的浓度，大量的脂类物质沉积在动脉内膜，导致动脉粥样硬化，从而加重冠心病的病情。

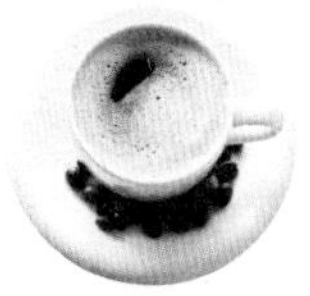

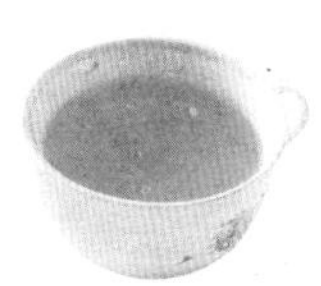

贫血

在一定容积的循环血液内红细胞计数、血红蛋白量以及红细胞压积均低于正常标准称为贫血。成年男子的血红蛋白低于12.5g/dl可认为患有贫血。

发病原因

贫血多因造血的原料不足、血细胞形态的改变、人体的造血功能降低以及红细胞受到过多的破坏或损失而发病。

临床症状

主要症状 为面色苍白或萎黄、口唇及指甲苍白色淡、头晕眼花、心悸气短、失眠健忘、女性月经量少、舌质淡等。

血液检查 成年男子的血红蛋白低于12.5g/dl，成年女子的血红蛋白低于11.0g/dl，即为贫血。

治疗原则

血红蛋白是人体血液中红细胞的主要成分，当血红蛋白的含量低于正常水平时，就会导致贫血。因此，增加血红蛋白浓度是改善贫血的一个重要方法。此外，红细胞是血液中数量最多的一种血细胞，当红细胞数量减少到一定程度时也会引起贫血。因此，治疗贫血的同时还应促进红细胞生成。

民间秘方

1. 取当归、生地各50克捣成粗末，放入锅中，加入500毫升黄酒，以小火煮1小时，取汁装瓶备用，每次饮用温酒20毫升，每日3次。有滋阴养血的功效，适用于贫血患者食用。

2. 取阿胶10克捣碎，去核红枣4枚，放入锅中，加入清水300毫升，烧开，转文火续煮25分钟即可，每日早晨饮用，可滋阴补血。

贫血调理食谱

归芪补血乌鸡汤

原料

乌鸡 1 只，当归、黄芪各 15 克，盐适量

制作

1 乌鸡洗净，剁块，放入沸水中汆烫，待3分钟后捞起，冲净，沥水。

2 当归、黄芪分别洗净，备用。

3 乌鸡和当归、黄芪一道入锅，加 6 碗水，以大火煮开，转小火续炖 25 分钟，煮至乌鸡肉熟烂，以盐调味即可。

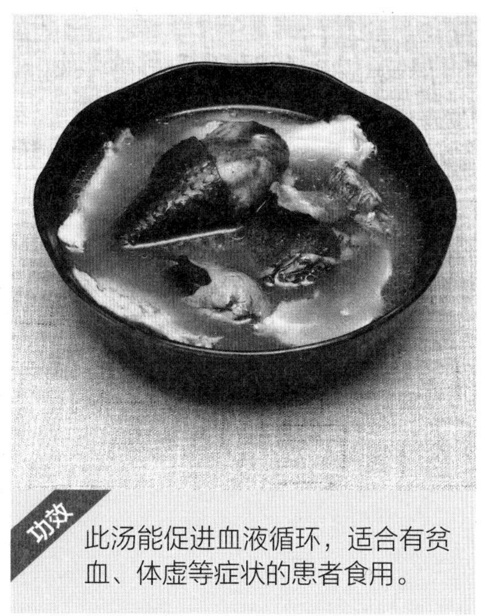

功效 此汤能促进血液循环，适合有贫血、体虚等症状的患者食用。

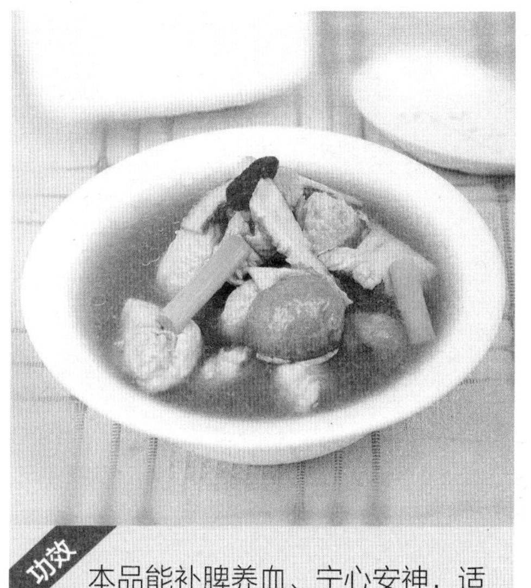

功效 本品能补脾养血、宁心安神，适合心血虚型的贫血患者食用。

当归桂圆鸡肉汤

原料

鸡胸肉 175 克，桂圆肉 10 颗，当归 5 克，盐 4 克，葱段 2 克，姜片 3 克

制作

1 将鸡胸肉洗净切块，桂圆肉洗净，当归洗净备用。

2 汤锅上火倒入水，调入盐、葱段、姜片，下入鸡胸肉、桂圆肉、当归煲至熟即可。

猪肝汤

原料

猪肝 300 克，小白菜段半碗，盐 1/4 茶匙，米酒、淀粉、香油、姜丝各适量

制作

1 猪肝洗净，切片，沾淀粉后汆烫，捞出备用。

2 烧开 3 杯水，水开后投入小白菜、盐、姜丝，再把猪肝加入，稍沸熄火。

3 淋上米酒及香油即可。

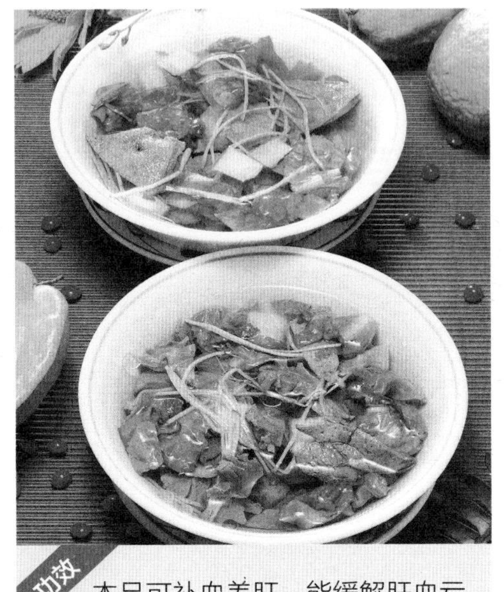

功效 本品可补血养肝，能缓解肝血亏虚引起的贫血症状。

黄芪鸡汁粥

原料

母鸡 1000 克，黄芪 15 克，大米 100 克，盐适量

制作

1 将母鸡剖洗干净，切成小块，煎取鸡汁。

2 将黄芪洗净，大米淘洗干净备用。

3 将鸡块、鸡汁和黄芪混合，倒入锅中，加入大米煮粥，加盐调味即可。

功效 本品可益气血，适合气血亏虚的贫血患者食用。

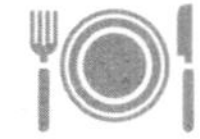

贫血患者的饮食禁忌

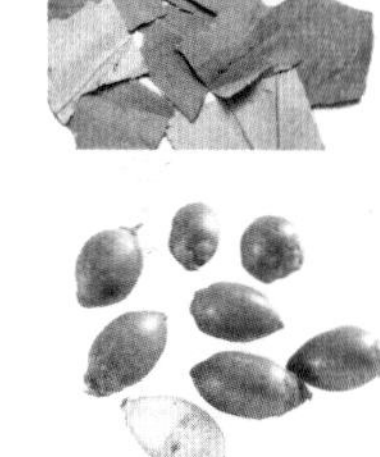

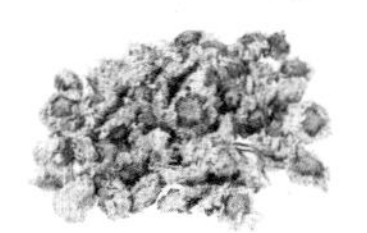

NO 禁食生冷、性凉的食物

原因： 贫血在中医学上属于“虚证”范畴，不宜食用生冷寒凉的食物，否则会加重“虚”的病情。此外，贫血患者的脾胃功能均较弱，食用生冷寒凉的食物还容易引起腹泻、腹痛等，腹泻的同时增加了铁的流失，使机体对铁的吸收减少，从而加重贫血患者的病情，故贫血患者最好不要食用生冷寒凉的食物。

NO 禁食辛温、刺激性强的食物

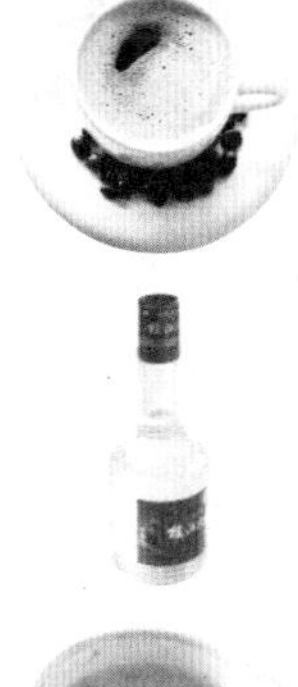

原因： 长期饮用白酒可致慢性酒精中毒，可导致胃溃疡、胃炎、多发性神经炎、心肌病变等，还可造成造血功能障碍，加重贫血的程度。而浓茶和咖啡中含有大量的鞣酸，若经常饮用，鞣酸会与铁形成一种不溶性的物质，从而阻碍机体对铁的吸收，加重缺铁性贫血的程度。而且它们还含有茶碱和咖啡因，多饮会影响患者的睡眠质量，不利于对病情的控制。

高血压

高血压是指在静息状态下动脉收缩压和/或舒张压升高，常伴有心、脑、肾、视网膜等器官功能性或器质性改变，以及脂肪和糖代谢紊乱等现象。

发病原因

遗传因素（家族遗传）、饮食习惯（过量摄取盐分、过度饮酒、过度食用油腻食物）、药物等因素都会使高级神经中枢调节血压功能紊乱。

临床症状

头晕 有些患者的头晕是一过性的，常在突然下蹲或起立时出现，有些是持续性的。

头痛 多为持续性钝痛或搏动性胀痛，甚至有炸裂样剧痛。

精神症状 烦躁、心悸、失眠、注意力不集中、记忆力减退。

神经症状 肢体麻木，常见手指、足趾麻木，或皮肤如蚁行感，或项背肌肉紧张、酸痛。

治疗原则

引起高血压的主要原因是摄入过多的胆固醇、体内胆固醇合成过多以及胆固醇代谢紊乱。因此，降低胆固醇含量可适当改善高血压症状。此外，人体的血压高低可由前列腺素来调节，若前列腺素受到氧自由基的损害而降低活力就会出现高血压。因此，通过清除氧自由基可以适当地预防和改善高血压症状。另外，还可通过防止血液黏稠来改善高血压症状。

民间秘方

1. 取桑叶、黑芝麻各250克，丹皮、栀子各120克，一同研成粉末，加水制成梧桐子大小的药丸，早晚各用开水送服6~9克。主治高血压眩晕，适合高血压患者。

2. 取荠菜花30~60克，加入适量的水，煎汤内服，可代茶饮，可常饮，适合高血压患者。

高血压调理食谱

山楂降压汤

原料

山楂 15 克，猪瘦肉 200 克，食用油、姜、葱、鸡汤、盐各适量

制作

1 把山楂洗净，待用。

2 猪瘦肉洗净，去血水，切片；姜洗净，拍松；葱洗净，切段。

3 把锅置中火上烧热，加入食用油，烧至六成热时，下入姜、葱爆香，加入鸡汤，烧沸后下入猪瘦肉、山楂、盐，用小火炖 50 分钟即成。

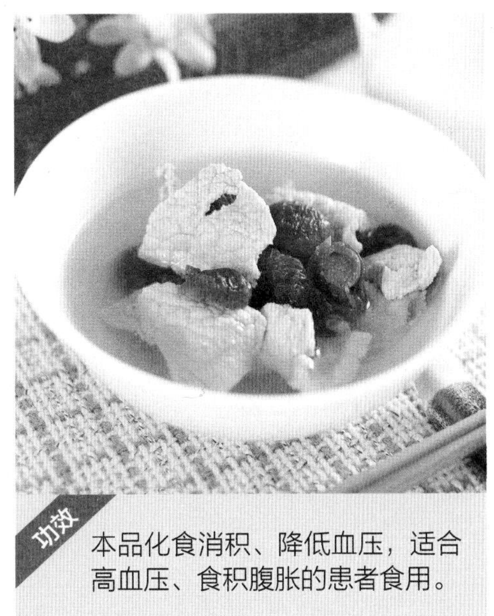

功效 本品化食消积、降低血压，适合高血压、食积腹胀的患者食用。

功效 本品能降低血压、滋补肝肾，适合肝肾阴虚型的高血压患者食用。

海带豆腐汤

原料

海带结 80 克，豆腐 55 克，黄精 10 克，高汤、盐各少许，香菜 3 克

制作

1 将海带结、黄精洗净，备用；豆腐洗净切块备用。

2 黄精入锅，加适量水煲 10 分钟，取汁备用。

3 炒锅上火加入高汤，下入豆腐、海带结、药汁，调入盐煲至熟，撒入香菜即可。

蒜蓉丝瓜

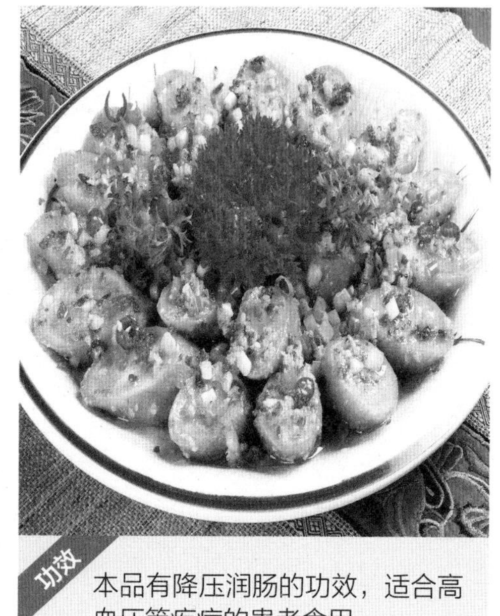

原料

丝瓜 500 克，猪瘦肉 100 克，盐、葱、蒜、红椒、鸡精、酱油、醋、食用油各适量

制作

1 丝瓜去皮洗净，切段摆盘；猪瘦肉洗净切末；红椒洗净切圈；葱洗净切花；蒜去皮切末。

2 锅下油烧热，放入蒜、红椒爆香，放入肉末略炒，加盐、鸡精、酱油、醋调味，炒至八成熟后，淋在摆好的丝瓜上，撒上葱花，入蒸锅蒸熟即可。

功效 本品有降压润肠的功效，适合高血压等疾病的患者食用。

黑白木耳炒芹菜

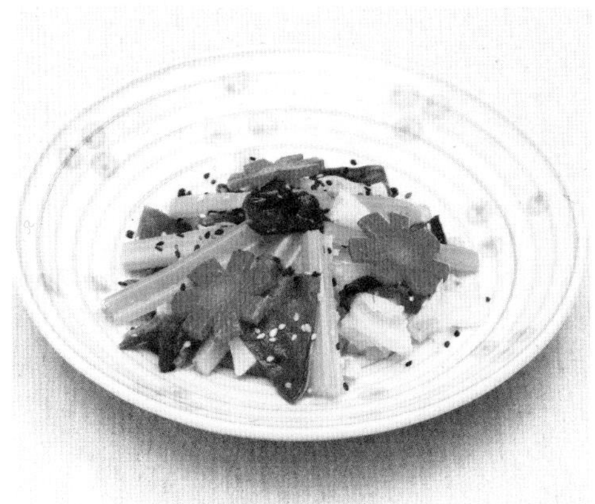

原料

干黑木耳、干白木耳各 25 克，芹菜茎、胡萝卜、黑白芝麻各适量，盐、砂糖、香油各适量

制作

1 黑木耳、白木耳以温水泡开、洗净；芹菜切段；胡萝卜切丝。上述材料均以开水氽烫后捞起备用。

2 将黑、白芝麻用香油爆香，拌入黑木耳、白木耳、芹菜、胡萝卜炒匀，并熄火起锅，加入盐、砂糖腌制 30 分钟即可。

功效 本品降压降脂，适合高血压、高脂血等疾病的患者食用。

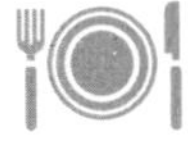

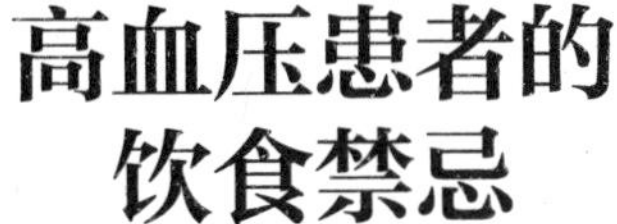

高血压患者的饮食禁忌

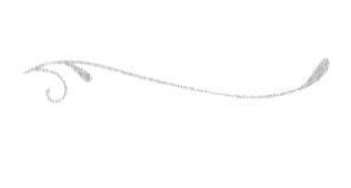

NO 禁食含钠高的食物

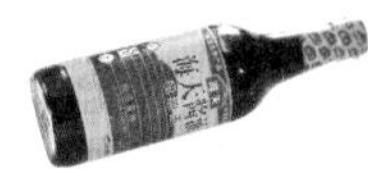

原因： 咸鸭蛋、酱油、苏打饼干等食物中钠含量极高，如100克咸鸭蛋含钠2706.1毫克，100克松花蛋含钠542.7毫克，100克腌雪里蕻含钠3304.2毫克，100克苏打饼干含钠312.2毫克，100克酱油含钠5757毫克，过量的钠的摄入可造成水、钠的潴留，增加血容量，从而使血压升高，增加心脏负荷，甚至引发心脏病。

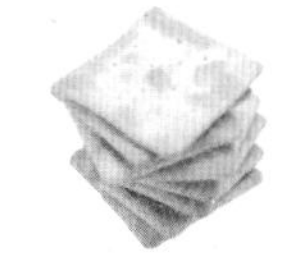

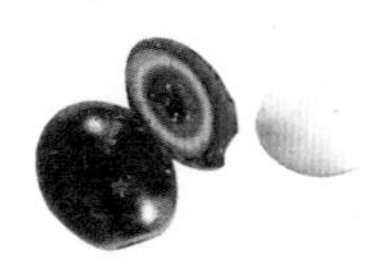

NO 禁食性温热、辛辣、刺激性食物

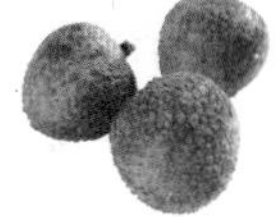

原因： 荔枝、榴梿、椰子、樱桃、辣椒、花椒、芥末、白酒等皆属于性温热之品，多食可积温成热，加重肝阳上亢的高血压患者的头目胀痛、面红目赤、急躁易怒、失眠多梦等症状。而且辣椒、花椒、芥末、白酒、浓茶、咖啡均具有强烈的刺激性，食用后可引起血压升高、心跳加快，甚至还可出现急性心梗等严重的后果。

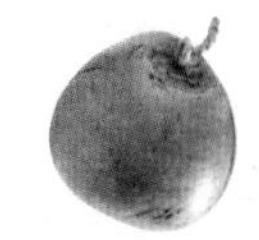

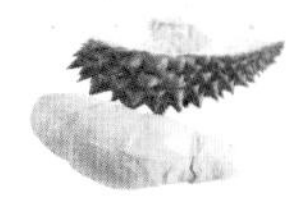

脑血管硬化

脑血管硬化是中枢神经系统的常见病，由脑部血管弥漫性粥样硬化、管腔狭窄及小血管闭塞等使脑部的血流供应减少所引起。

发病原因

脑血管硬化多与体内毒素的积累、环境污染导致血液黏稠凝聚有关。另外，生活或工作紧张、吸烟酗酒、营养过剩等因素均可引起动脉粥样硬化。

临床症状

初期症状　头晕头痛。头痛多在前额部和后脑勺，多为钝痛，在体位变化时出现或加重。如基底部的动脉粥样硬化时可出现眩晕、眼球震颤、恶心、面部肌肉麻痹等病症，有的并发有吞咽困难、记忆力减退、注意力不集中、脑力劳动能力降低等。

晚期症状　记忆力缺损、意识障碍，有的还可能出现幻觉、冲动、攻击性的行为等。

治疗原则

脑血管硬化的发生与人体摄入脂类物质过多息息相关。脂类物质容易沉积在脑动脉管壁上，使正常的血液循环受到影响，进而导致脑血管逐渐发生动脉粥样硬化，最终引起脑血管硬化。因此，改善脑血管血液循环是防治此病的一个重要手段。当脑动脉的管壁内膜受到损伤时，血小板、纤维素等物质会积聚在受损的血管壁内膜上，容易导致血管弹性降低、官腔变窄，从而引起脑血管硬化。因此，适当控制血小板聚集也可防治此病。

民间秘方

1. 取川芎、丹参各6克，分别润透切片，放入炖锅内，加600毫升水，以武火烧沸，转文火煮15分钟，然后加入15克白糖拌匀，代茶饮用。有活血祛瘀的功效，适用于脑血管硬化患者。

2. 取桃仁、红花各6克，丹参10克、山楂20克，放入炖锅内加300毫升水以小火煮15分钟，取汁加入白砂糖拌匀饮用。

脑血管硬化调理食谱

薏米南瓜浓汤

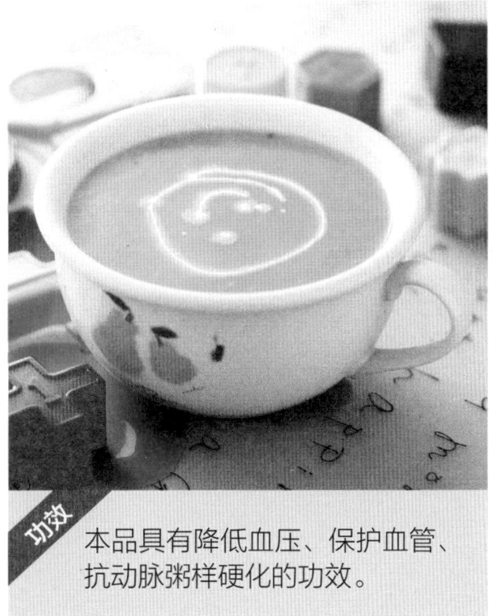

功效 本品具有降低血压、保护血管、抗动脉粥样硬化的功效。

原料

薏米 35 克，南瓜 150 克，洋葱 60 克，奶油 5 克，盐 3 克，奶精少许

制作

1 薏米洗净，入果汁机打成薏米泥。

2 南瓜、洋葱洗净切丁，均入果汁机打成泥。

3 锅加热，将奶油熔化，倒入南瓜泥、洋葱泥、薏米泥煮滚并化成浓汤状后加盐，淋上奶精即可。

决明子苦丁茶

功效 本品可清热泻火、降压降脂，能预防脑血管动脉硬化。

原料

炒决明子、牛膝、苦丁茶各 5 克，砂糖适量

制作

1 将炒决明子、牛膝、苦丁茶洗净，放进杯中。

2 加入沸水冲泡 10 分钟。

3 加入砂糖调味即可。

桃仁苦丁茶

原料

苦丁茶 8 克，桃仁 6 克

制作

1 将苦丁茶清洗干净，放入容器内，倒入适量沸水。

2 放入洗净的桃仁，加盖闷 10 分钟左右即可。

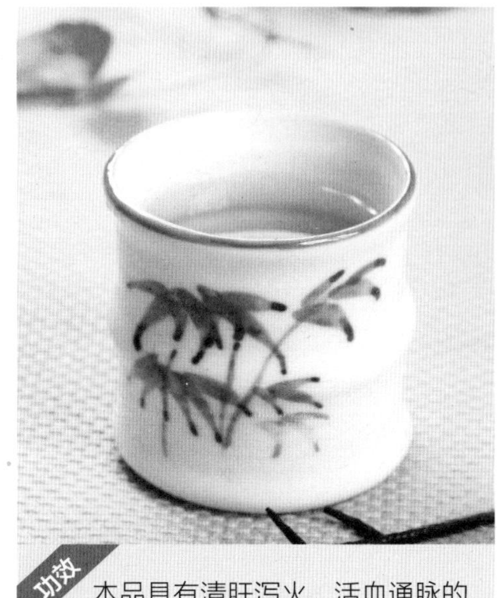

功效

本品具有清肝泻火、活血通脉的功效，对脑血管硬化有疗效。

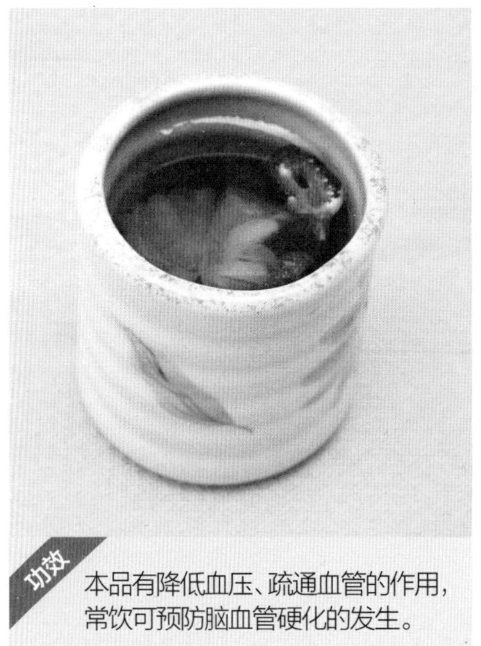

功效

本品有降低血压、疏通血管的作用，常饮可预防脑血管硬化的发生。

菊花山楂赤芍饮

原料

红茶包 1 袋，菊花、赤芍各 10 克，山楂 15 克，白砂糖少许

制作

1 菊花、山楂、赤芍用水洗净。

2 烧锅洗净，倒入适量清水，烧开后，加入菊花、山楂、赤芍煮 10 分钟。

3 加入红茶包，待红茶入味后，用滤网将茶汁里的药渣滤出，起锅前加入白砂糖搅拌均匀即可。

脑血管硬化患者的饮食禁忌

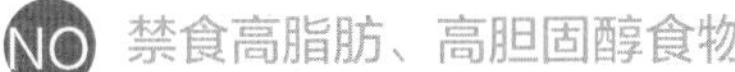

NO 禁食高脂肪、高胆固醇食物

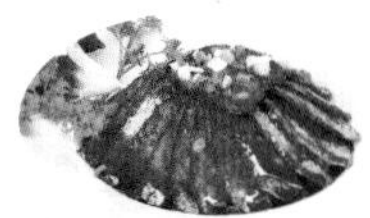

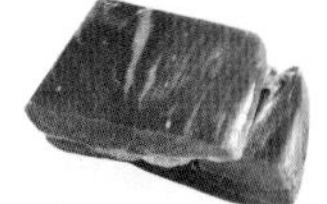

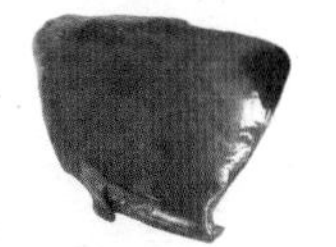

原因： 脑血管硬化是由脑部血管弥漫性粥样硬化、管腔狭窄及小血管闭塞等使脑部的血流供应减少所引起。而猪肝、肥肉等食物中脂肪含量、胆固醇含量极高，如每 100 克的猪肝中含胆固醇高达 288 毫克，每 100 克的鸭蛋黄中含有胆固醇 1576 毫克。过多的脂肪和胆固醇的摄入，一方面可致体重增加，肥胖程度增加；另一方面这些脂类物质在体内积聚，沉积在动脉内膜，从而引起血管的硬化、管腔狭窄、血管闭塞等。

NO 禁食辛辣、刺激性强的食物

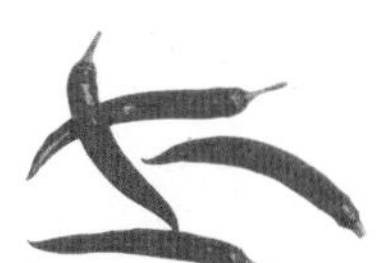

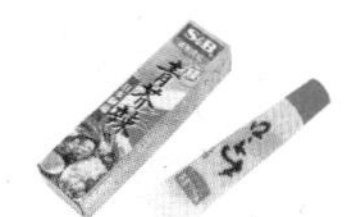

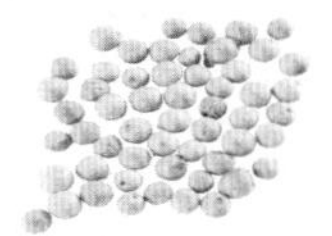

原因： 辣椒、洋葱、芥末、白酒等均具有强烈的刺激性，会刺激心脑血管系统，使人出现短暂性的血压下降以及心跳减慢，使脑部血流供应减少，从而加重脑血管硬化的病情。而白酒中含有的酒精可抑制脂蛋白脂肪酶，从而使三酰甘油浓度升高，加速动脉粥样硬化，引发心脑血管并发症。

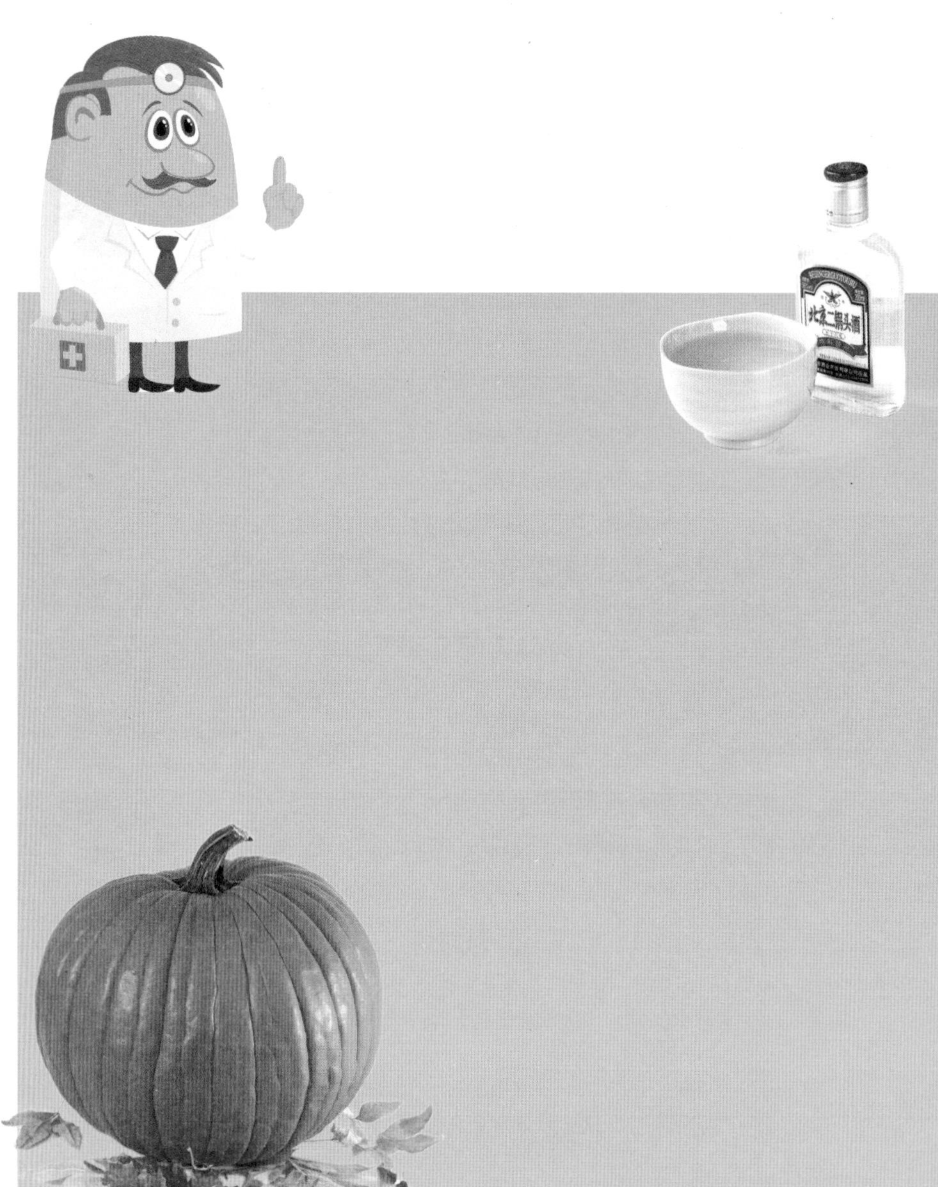
北京二锅头酒

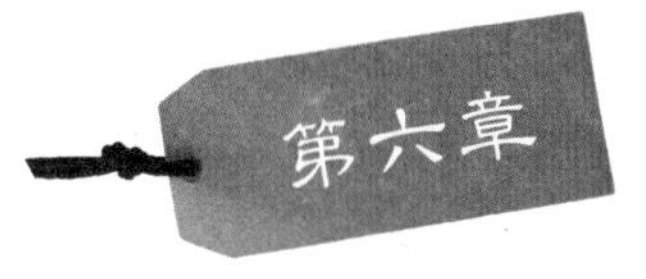

学会吃！快速调理内分泌系统常见疾病

内分泌系统由内分泌腺和分布于机体其他器官的内分泌细胞组成。内分泌腺主要包括甲状腺、甲状旁腺、肾上腺、垂体、松果体、胰岛、胸腺和性腺等。内分泌腺和内分泌细胞的分泌物，我们称之为激素，它对机体有着重要的调节作用。

内分泌代谢疾病对身体的危害极大，因为它直接影响机体的新陈代谢功能，使机体的生长、发育、生殖等停止或减慢。常见的内分泌代谢疾病有糖尿病、高脂血症、甲亢、痛风等。

常用于食疗内分泌代谢疾病的食物有苦瓜、黄瓜、洋葱、南瓜、芹菜、柚子、番石榴、红枣、木耳、魔芋、樱桃、海带、甲鱼等。

常用于治疗内分泌代谢疾病的中药材有枸杞、荷叶、白术、何首乌、女贞子、桑叶、夏枯草、山药、牛膝、丹参、黄芩、玉米须等。

糖尿病

糖尿病是由各种致病因子作用于机体导致胰岛功能减退、胰岛素抵抗等而引发的糖、蛋白质、脂肪、水和电解质等一系列代谢紊乱综合征。

发病原因

除遗传因素外，大多数糖尿病是由不良的生活和饮食习惯造成的，如体力活动过少、紧张焦虑等，部分患者是因长期使用糖皮质激素药物引起。

临床症状

三多一少 多食、多尿、多饮、身体消瘦。

血糖高 空腹血糖超过 7.0 mmol/L；餐后两小时血糖超过 11.1 mmol/L。

其他症状 眼睛疲劳、视力下降、手脚麻痹、发抖、夜间小腿抽筋、神疲乏力、腰酸等。

治疗原则

糖尿病多因体内胰岛素相对不足导致血糖升高，引起机体代谢紊乱所致。因此，治疗此病宜以降低血糖浓度为主。其次，由于精神及神经因素的影响，导致肾上腺素等应激激素分泌增加而使得血糖升高。因此，抑制肾上腺素分泌可有效调节血糖，防治糖尿病。此外，糖尿病患者要限制热量的摄入，宜高蛋白、低脂肪、低糖饮食。

民间秘方

1. 取黄精 50 克、白茅根 30 克一同研成细末，每次取 5~7 克用开水送服，每日 2 次。可降血糖，对于糖尿病有很好的疗效。

2. 取 50 克柚子肉切小丁，与甘草 6 克、茯苓 9 克、白术 9 克一同放入锅内加水煎汁，滤去药渣，取汁即可，每周 1 次。可促进胰岛素分泌，降低血糖，适合糖尿病患者。

糖尿病调理食谱

乌鸡银耳煲枸杞

原料

乌鸡 300 克，银耳 100 克，枸杞 10 克，花生油、盐、味精、姜片各适量

制作

1 将乌鸡处理干净斩块，汆水备用；银耳洗净摘成小块备用；枸杞浸泡洗净。

2 油爆姜片，加入水，调入盐、味精，下入银耳、乌鸡、枸杞煲至熟即可。

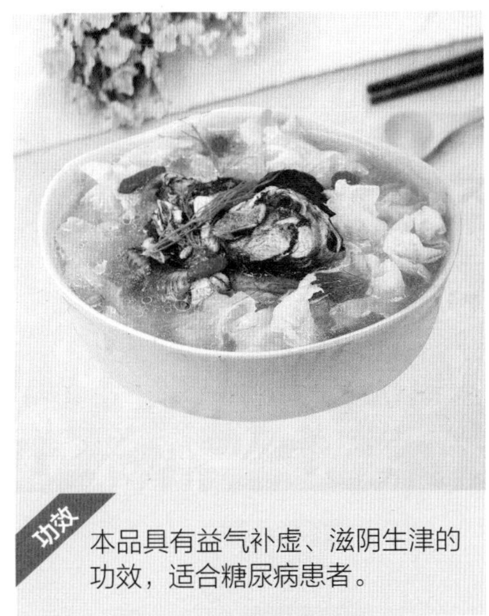

功效 本品具有益气补虚、滋阴生津的功效，适合糖尿病患者。

凉拌苦瓜

原料

苦瓜 300 克，盐 2 克，味精 1 克，醋 5 毫升，生抽 8 毫升

制作

1 苦瓜洗净，剖开，去瓤，切片。

2 锅内注水烧沸，放入苦瓜片焯熟后，捞起沥干并装入盘中。

3 加入盐、味精、醋、生抽拌匀即可。

功效 本品具有清热泻火、降压降糖的功效，适合糖尿病患者食用。

西芹炖南瓜

原料

南瓜 200 克，西芹 150 克，姜丝、葱段各 10 克，盐、味精、水淀粉各适量

制作

1 西芹取茎洗净，切菱形片；南瓜去皮、去瓤，洗净，切菱形片。

2 将西芹片、南瓜片一起下开水锅中焯水，然后捞出，沥干水分。

3 将所有食材装入砂锅中，用中火炖 5 分钟，下入调味料拌匀即可。

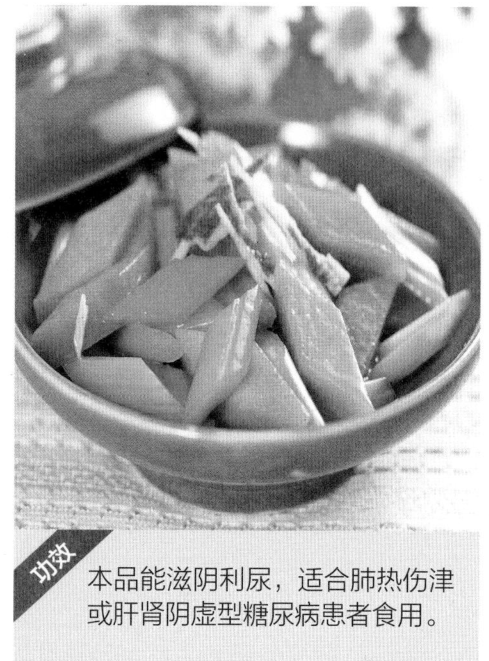

功效 本品能滋阴利尿，适合肺热伤津或肝肾阴虚型糖尿病患者食用。

荷叶甘草茶

原料

鲜荷叶 100 克，甘草、白术、桑叶各 5 克

制作

1 将鲜荷叶洗净，切碎；甘草、白术、桑叶洗净备用。

2 将甘草、白术、桑叶、鲜荷叶放入水中煮 10 分钟左右。

3 滤渣后饮用。

功效 本品清心安神、降糖降脂，能缓解糖尿病患者的不良症状。

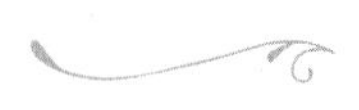

糖尿病患者的饮食禁忌

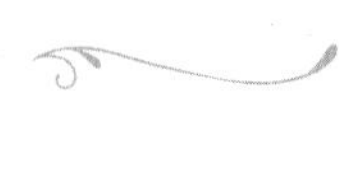

NO 禁食肥厚油腻的食物

原因： 油条、油饼、腊肉等食物的热量很高，糖尿病患者食用后容易引起肥胖，不利于糖尿病患者体重的控制。而且，它们含有大量的饱和脂肪酸和胆固醇，二者可结合沉淀于血管壁，诱发动脉粥样硬化等心脑血管并发症。此外，这些食物在制作过程中已经流失了大量的营养物质，同时还会产生大量的致癌物质、反式脂肪酸等，对于糖尿病患者的病情不利。

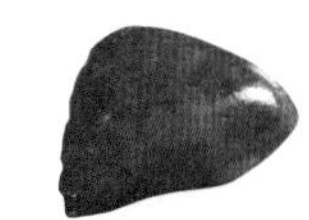

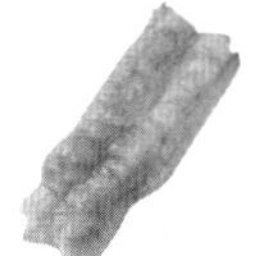

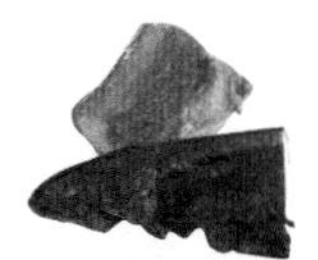

NO 禁食辛辣刺激性食物

原因： 中医认为，早期、中期糖尿病患者多属阴虚体质，食用辛热刺激的食物会助热伤阴，加重糖尿病患者的病情。此外，可乐中的焦糖、色素等可能导致胰岛素抵抗，诱发血糖升高。白酒中的甲醇成分可加重糖尿病患者的周围神经损害，并且可抑制肝糖原分解和糖异生作用，可以引起低血糖。爆米花多含反式脂肪酸，会增加罹患冠心病的风险。

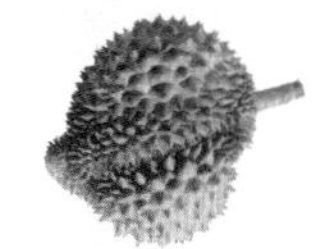

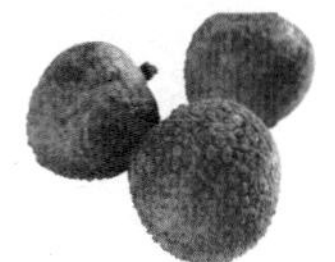

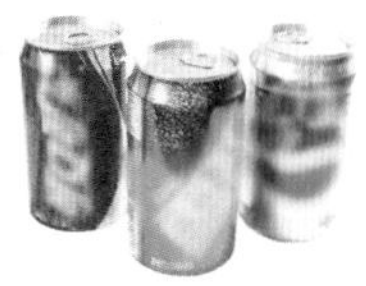

高脂血症

高脂血症是血脂异常的通称，如果符合以下一项或几项，就患有高脂血症：总胆固醇、三酰甘油、低密度脂蛋白胆固醇过高，高密度脂蛋白胆固醇过低。

发病原因

高脂血症的发生与遗传因素，以及高胆固醇、高脂肪饮食有关，也可由于糖尿病、肝病、甲状腺疾病、肾病、肥胖、痛风等疾病引起。

临床症状

轻度高脂血症　患者一般无明显的自觉症状，部分患者仅有轻度的头晕、神疲乏力、失眠健忘、肢体麻木、胸闷、心悸等症状，常在体检化验血液时发现高脂血症。另外，高脂血症常常伴随着体重超标与肥胖。

重度高脂血症　头晕目眩、头痛 、胸闷、气短、心慌、胸痛 、乏力、口角㖞斜、不能说话、肢体麻木等症状，最终会导致冠心病、脑卒中等严重疾病。

治疗原则

高脂血症多因机体摄入过多脂肪导致血脂浓度升高，其中的三酰甘油会加速血液凝固，促进血栓形成，最终导致高脂血症的发生。因此，抑制脂肪的消化吸收可以防治高脂血症。此外，胆固醇摄入过多，或肠道、肝脏合成胆固醇过多而排泄减少，也会造成高脂血症。因此，促进肠道蠕动以排泄胆固醇，以及抑制肠道吸收胆固醇均是治疗高脂血症的有效方法。

民间秘方

1. 取山楂 3 克、蒲黄 10 克，平均分成两份，装入两个棉纸袋中，封口后放入杯中，用沸水冲泡，闷 15 分钟即可。每次用 1 袋，每日 2 次。可降低血脂、活血化瘀，适用于高脂血症患者。

2. 取菠萝、苹果、圆白菜各 30 克，芦荟 50 克，一起榨汁饮用。可减少胆固醇的吸收，适用于高脂血症。

高脂血症调理食谱

冬瓜玉米须饮

原料

冬瓜肉、冬瓜皮、冬瓜子合计 2 碗，老玉米须 25 克，老姜 2 片

制作

1 冬瓜必须买带子的，先将冬瓜皮、肉、子切分开，并将冬瓜子剁碎（因为瓜子中有利尿成分，若不剁碎无法释出）。将老玉米须放入纱布袋中，扎紧。

2 将所有原料放入锅中，注水烧开，煮 20 分钟，捞去药袋即可。

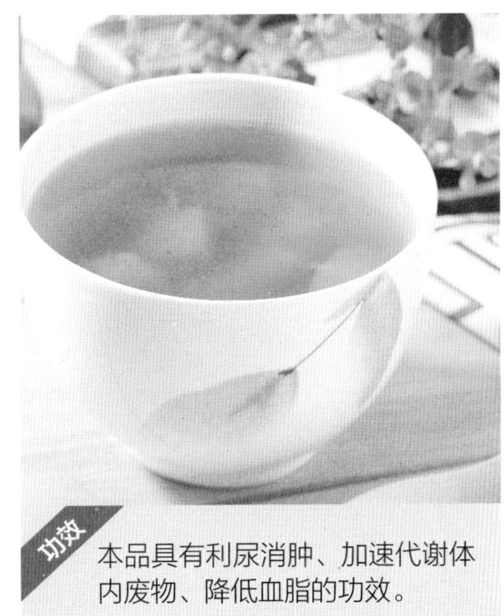

功效 本品具有利尿消肿、加速代谢体内废物、降低血脂的功效。

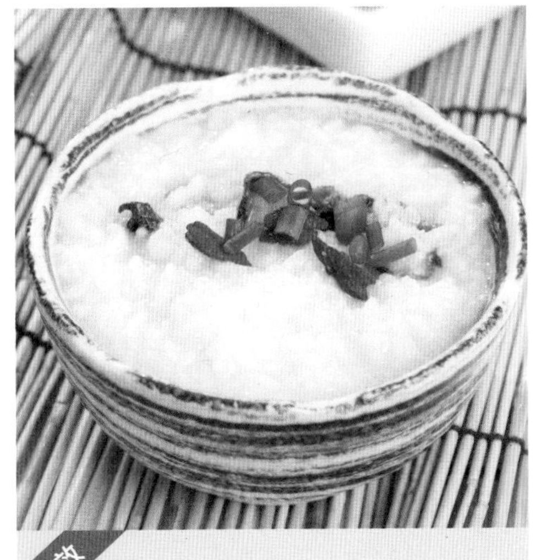

功效 此粥可疏肝理气、活血化瘀、降低血脂、瘦身减肥。

枸杞佛手柑粥

原料

枸杞少许，佛手柑适量，大米 100 克，白糖 3 克

制作

1 大米洗净，下入冷水中浸泡半小时后捞出沥干；佛手柑洗净切碎；枸杞洗净，用温水泡软备用。

2 锅置火上，倒入清水，放入大米，以大火煮开。

3 加入佛手柑、枸杞煮至浓稠状，调入白糖拌匀即可。

银耳枸杞汤

原料

银耳 50 克，枸杞、薏米各 20 克，白糖 5 克

制作

1 将银耳泡发后洗净，枸杞、薏米洗净泡发。

2 将泡软的银耳切成小朵。

3 锅中加水烧开，下入银耳、枸杞、薏米煮熟，调入白糖即可。

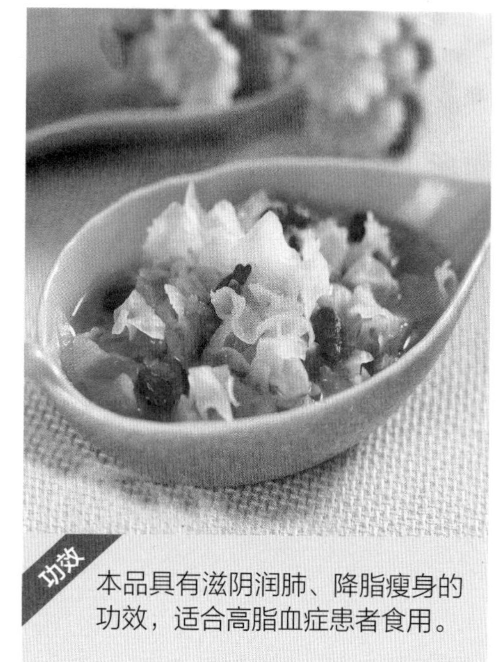

功效 本品具有滋阴润肺、降脂瘦身的功效，适合高脂血症患者食用。

冬瓜排骨汤

原料

排骨 300 克，冬瓜 500 克，盐适量，姜 5 克

制作

1 冬瓜去皮去子，切块；姜洗净切片。

2 排骨洗净斩件，汆水去浮沫，洗净备用。

3 排骨、冬瓜、姜同时下锅，加清水煮 30 ～ 45 分钟，加盐，焖数分钟即可。

功效 本品能利尿通淋、降脂减肥，适合体虚的高脂血症患者食用。

高脂血症患者的饮食禁忌

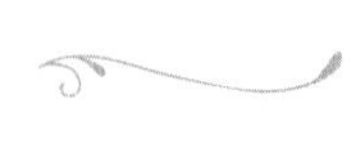

NO 禁食胆固醇含量高的食物

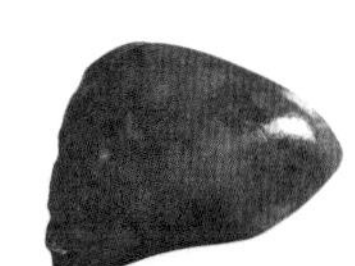

原因： 猪肝、猪脑、香肠等食物中含有大量的胆固醇，如100克猪脑中含胆固醇2571毫克，100克猪肝中含胆固醇288毫克，100克鸭蛋中含胆固醇565毫克，100克鹌鹑蛋中含胆固醇515毫克，100克鱿鱼干中含胆固醇871毫克，100克鱼子中含胆固醇460毫克，多食可使血液中的胆固醇水平升高，导致胆固醇在动脉壁上沉积，诱发动脉粥样硬化、冠心病等。

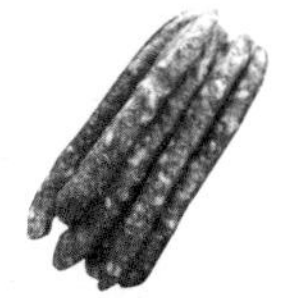

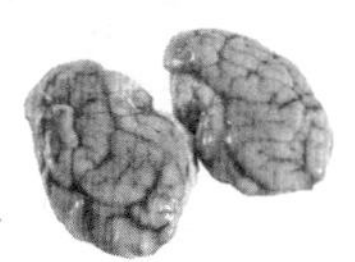

NO 禁食高糖食物

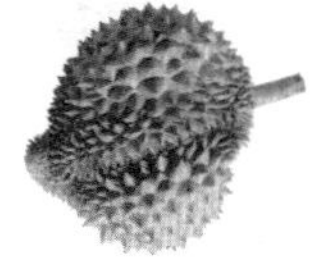

原因： 榴梿、香蕉、柿子等食物中含有大量的糖，如100克榴梿中含糖28.3克，100克椰子中含糖31.3克，100克柿子中含糖18.5克，100克香蕉中含糖22克，100克巧克力中含糖53.4克，100克白砂糖中含糖99.9克。过量的糖分摄入，一方面不利于高脂血症患者的体重控制；另一方面过量的糖分会在体内转化为内源性三酰甘油，使三酰甘油水平升高。

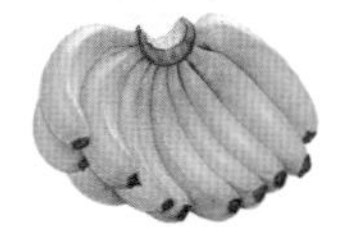

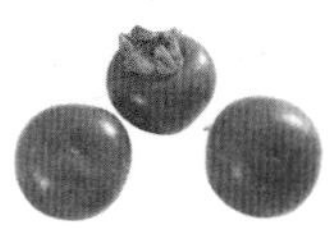

甲亢

甲状腺功能亢进症简称“甲亢”，是由于甲状腺分泌过多的甲状腺激素，引起人体代谢率增高的一种疾病。本病男女患病率之比为1∶4。

发病原因

据目前所知，甲亢的诱发与自身免疫、遗传和环境（细菌、病毒、碘）等因素有密切关系，其中以自身免疫因素最为重要。

临床症状

代谢增加及交感神经高度兴奋 患者身体各系统的功能亢进，常见有怕热、多汗、易饿、多食、消瘦、心慌、大便次数增多、腹泻、容易激动、兴奋、多语、失眠、舌及手伸出可有细微颤动，很多病人还会感觉疲乏、无力、容易疲劳，多伴有肌肉萎缩。

甲状腺肿大 甲状腺呈弥漫性肿大，质地软，有弹性，触诊时可有震颤，能听到“嗡鸣”样血管杂音。

突眼症 大部分病人有眼部异常或突眼症状，而眼突较重者，甲亢症状常较轻。

治疗原则

甲亢是由于甲状腺素分泌过多而引起的。因此，通过抑制甲状腺素合成可以有效防治此病。其次，甲亢患者发病时，由于甲状腺素分泌过多，使得神经系统处于极度兴奋的状态，从而会出现精神紧张、性情急躁、易激动、失眠等症状。因此，通过抑制中枢神经可以有效缓解此病。此外，患者还应多食用解毒、补肝肾、清火的食物，宜吃高能量、高蛋白、高糖及高维生素食物。

民间秘方

1. 取朱砂10克研末，桃仁15克焯水去皮炒黄，研末，放入容器中，倒入白酒，密封煮沸，待凉后调入朱砂粉末，静置去渣饮用。每次取10~15毫升温服，每日2次，可安神活血，适用于甲亢患者。

2. 取夏枯草、钩藤、丹参煎水滤渣取汁饮用，每日1剂，每日2次。有除烦安神、清热镇静的功效，适用于甲亢患者。

甲亢调理食谱

生地煲龙骨

原料

龙骨500克，生地20克，生姜、盐、味精各适量

制作

1 龙骨洗净，斩成小段；生地洗净；生姜去皮，切成片。

2 将龙骨放入炒锅中炒至断生，捞出备用。

3 取一炖盅，放入龙骨、生地、生姜和适量清水，隔水炖60分钟，加盐、味精调味即可。

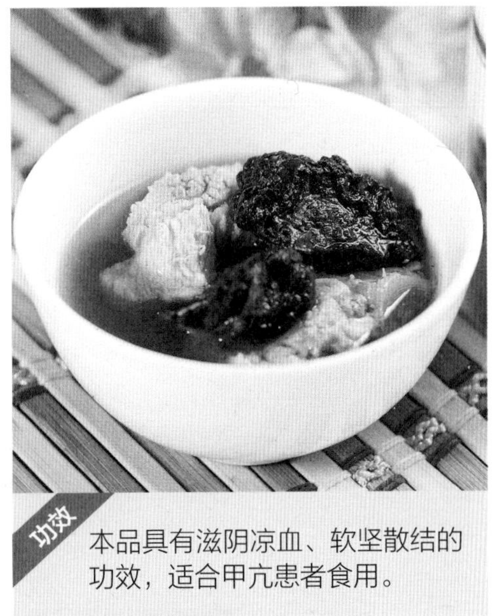

功效 本品具有滋阴凉血、软坚散结的功效，适合甲亢患者食用。

玫瑰夏枯草茶

原料

玫瑰、夏枯草、蜂蜜各适量

制作

1 玫瑰、夏枯草洗净，放进杯碗中。

2 往杯碗中注入开水冲泡。

3 加入蜂蜜调味即可。

功效 本品具有行气解郁、清肝明目的作用，可缓和甲亢引起的情绪躁动。

猪骨黄豆丹参汤

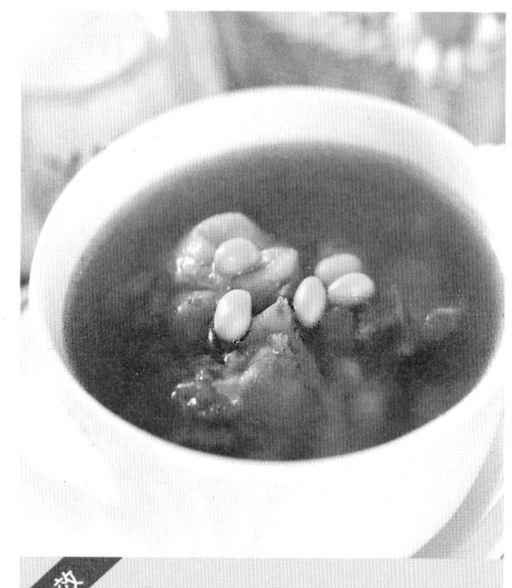

原料

猪骨300克，黄豆50克，丹参20克，桂皮9克，盐、味精、料酒、鸡精各适量

制作

1 将黄豆洗净；丹参、桂皮用纱布袋包好备用。

2 猪骨洗净，斩块，用刀背稍打裂，飞水。

3 砂锅内加适量水煮开，放入猪骨、黄豆、药袋，小火煮2小时；拣出药袋，加盐、味精、料酒、鸡精调味即可。

功效 本品能抑制甲状腺素合成，对甲亢患者有一定的食疗效果。

夏枯草脊骨汤

原料

脊骨200克，夏枯草、红枣各适量，盐3克，鸡精4克

制作

1 夏枯草洗净；红枣洗净，切片。

2 脊骨洗净，斩块，用刀背稍打裂，飞水。

3 将脊骨、红枣放入炖盅内，注入适量清水，以大火煲沸，再下入夏枯草，改为小火煮2小时，最后加盐、鸡精调味即可。

功效 本品具有软坚散结、养血补虚的功效，对甲亢患者有辅助治疗作用。

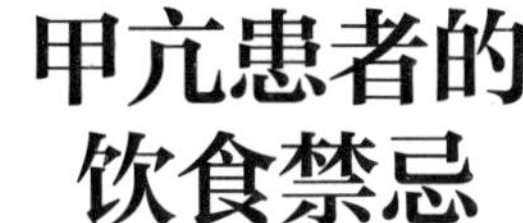

甲亢患者的饮食禁忌

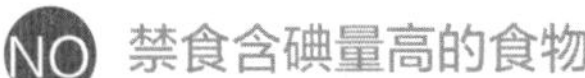

NO 禁食含碘量高的食物

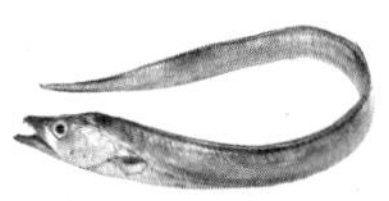

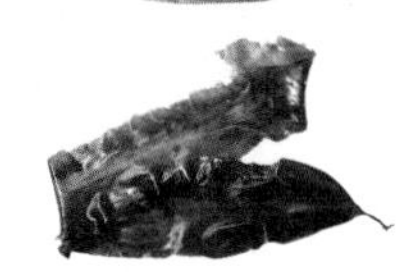

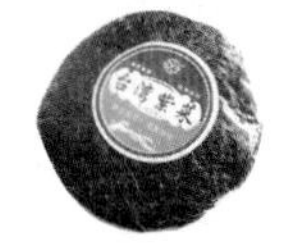

原因： 带鱼、海带、紫菜等食物的含碘量都极高，如海带的含碘量就可高达 7%~10%。对于一个正常的机体来说，是可以将过剩的碘排出体外的，但是甲亢患者的甲状腺功能亢进，自身的保护机制失调，不仅不能排出多余的碘，而且还会利用这些碘合成更多的甲状腺激素，进而加重病情，故不适宜食用。

NO 禁食辛辣刺激性食物

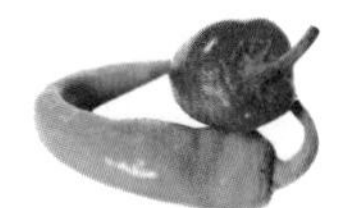

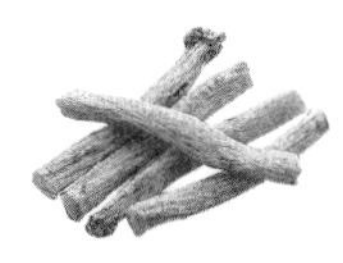

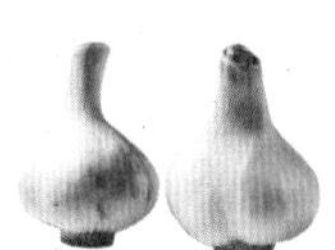

原因： 白酒、辣椒、胡椒、蒜等食物均具有强烈的刺激性，这种辛辣的味道会刺激交感神经，使神经系统处于兴奋状态，不利于甲亢患者的病情。而且它们均为性温热之品，食用后可助热上火，加重甲亢患者烦躁易怒、失眠心悸、手指颤抖、舌质偏红等症状。现代药理学研究证实，人参对高级神经系统兴奋与抑制均有增强作用，即人参会增强甲亢患者的神经兴奋状态，不利于病情。

痛风

痛风是由于嘌呤代谢紊乱导致血尿酸增加而引起组织损伤的疾病。除高尿酸血症外可表现为关节炎、痛风石、关节畸形、肾炎和尿酸性尿路结石。

发病原因

痛风发病的关键原因是血液中尿酸含量长期增高。这是由于多种因素导致肾脏排泄尿酸发生障碍，使尿酸在血液中聚积，产生高尿酸血症，最终引发痛风。

临床症状

急性发作期 发作时间通常是下半夜，症见脚踝关节或脚趾、手臂、手指关节处疼痛、肿胀、发红，伴有剧烈疼痛。

间歇期 该阶段痛风的症状主要表现是血尿酸浓度偏高。所谓的间歇期是指痛风两次发病的间隔期，一般为几个月至一年。如果没有采用降尿酸的方法，发作会频繁，痛感加重，病程延长。

慢性期 此时痛风频繁发作，身体部位开始出现痛风石，随着时间的延长可使痛风石逐步变大。此阶段的痛风容易引起尿酸结石、痛风性肾炎等并发症。

治疗原则

痛风是一种嘌呤代谢紊乱性疾病。嘌呤的合成和分解均需要酶的参与，若是酶缺失和先天性代谢异常，就会导致痛风。因此，通过食疗促进机体正常代谢可有效控制病情。当机体生成的尿酸过量或尿酸排泄不充分时，就会导致尿酸堆积，从而引起痛风。因此，只有将机体中的尿酸含量降低，才能有效地改善病症。此外，食用碱性蔬菜和水果，可以中和过量的尿酸，有效缓解痛风症状。

民间秘方

1. 取樱桃 20 颗洗净，去柄、核，苹果 1 个洗净去皮、核，与 2 朵玉兰花一起放入榨汁机中榨汁饮用。可祛风除湿、促进尿酸排泄，适用于痛风患者。

2. 取杜仲 15 克，用盐水炒焦，与熟地 20 克一起入锅煎取药汁，加白糖搅匀饮用。有强筋补肾、抗痛风的功效，适用于痛风患者。

痛风调理食谱

威灵仙牛膝茶

原料

威灵仙、牛膝各 10 克，车前草 5 克，砂糖适量

制作

1 将威灵仙、牛膝、车前草洗净，放入茶杯。

2 置锅于火上，倒入 600 毫升水，烧开。

3 用开水冲泡威灵仙、牛膝、车前草，加盖闷 10 分钟后调入砂糖即可。

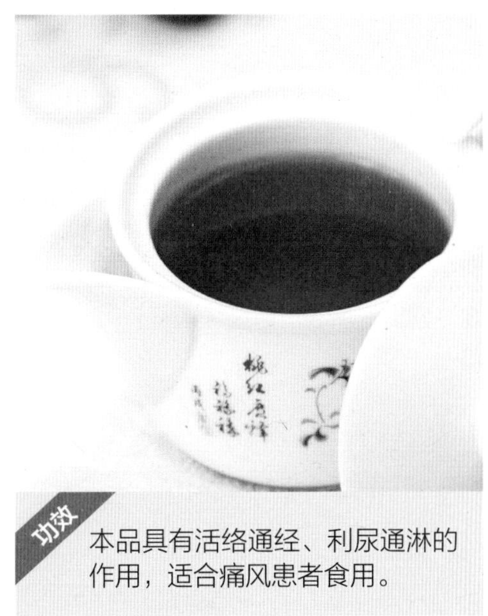

功效

本品具有活络通经、利尿通淋的作用，适合痛风患者食用。

防风饮

原料

防风 9 克，丹参 6 克，薏米 20 克，冰糖 20 克

制作

1 丹参去皮、心、尖，洗净；防风润透切片；薏米去杂质，洗净。

2 把薏米、防风、丹参同放炖锅内，加水 250 毫升。

3 把炖锅置武火上烧沸，再用文火煮 50 分钟左右，加入冰糖调味即可。

功效

本品可解表祛风，适合湿热痹阻、痰瘀阻滞型痛风患者食用。

苹果燕麦牛奶

原料

苹果1个，燕麦20克，牛奶30毫升，白糖适量

制作

1 苹果洗净，切小块。

2 将苹果、燕麦、牛奶加入冰沙机中拌匀。

3 盛出，加入白糖调味即可。

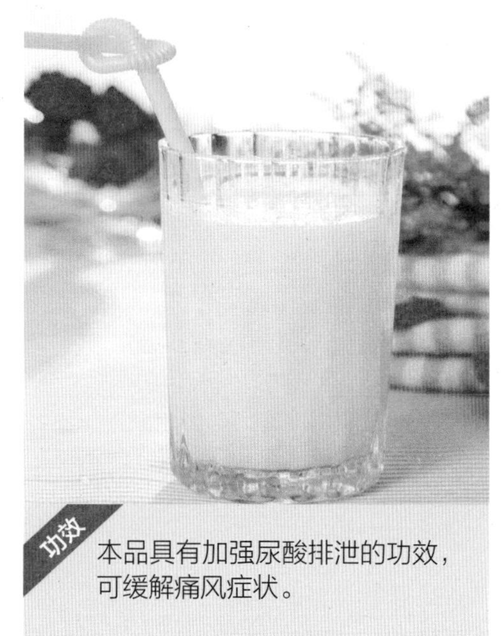

功效 本品具有加强尿酸排泄的功效，可缓解痛风症状。

樱桃苹果汁

原料

樱桃 300 克，苹果 1 个

制作

1 将苹果洗净，切小块，榨汁。

2 将樱桃洗净，切小块，放入榨汁机榨汁，以滤网去残渣。

3 将前面制好的果汁混合拌匀即可饮用。

功效 本品具有祛风除湿，促进体内尿酸排泄的作用，可改善痛风症状。

痛风患者的饮食禁忌

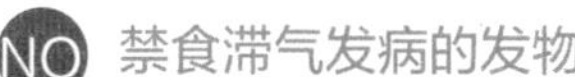

NO 禁食滞气发病的发物

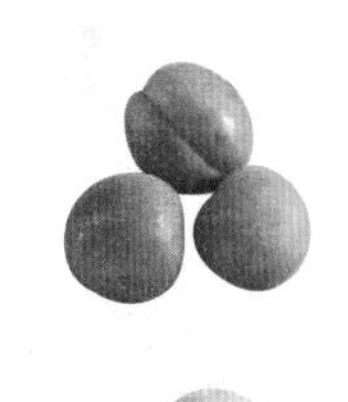

原因： 螃蟹和虾属于高蛋白、高嘌呤的发物，而痛风是由于人体内的嘌呤类物质发生代谢紊乱而致，所以痛风患者不宜食用。关于桂圆的食用禁忌，《药品化义》中有记载曰：“甘甜助火，亦能作痛。”而《本草汇言》中也有记载说：“甘温而润，恐有滞气。”关于杏，古人早有多食可“伤筋骨，生痰热，发疮痈，动宿疾”的说法。故痛风病人，特别是在痛风的急性发作期，应忌食杏。

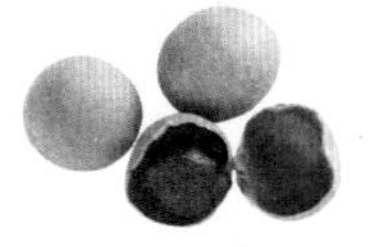

NO 禁食辛辣助火的食物

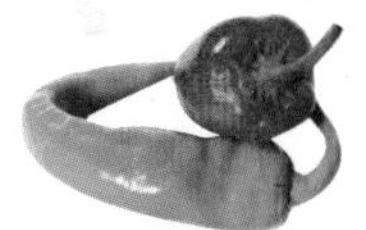

原因： 胡椒、辣椒、花椒、咖喱、芥末、生姜等热性调料均具有强烈的刺激性，可兴奋自主神经，从而诱使痛风发作。白酒和啤酒中的酒精还有抑制尿酸排泄的作用，如果长期少量饮酒，还可刺激嘌呤的合成增加，这些均不利于痛风患者的病情。啤酒中还含有较多的鸟苷酸，经过人体代谢后，可产生嘌呤，最后变成尿酸，不利于痛风患者的病情。

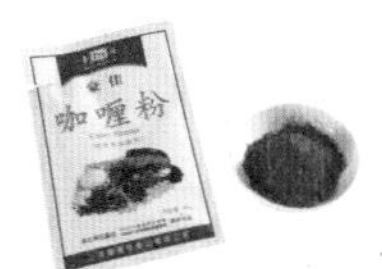

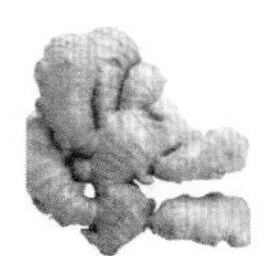

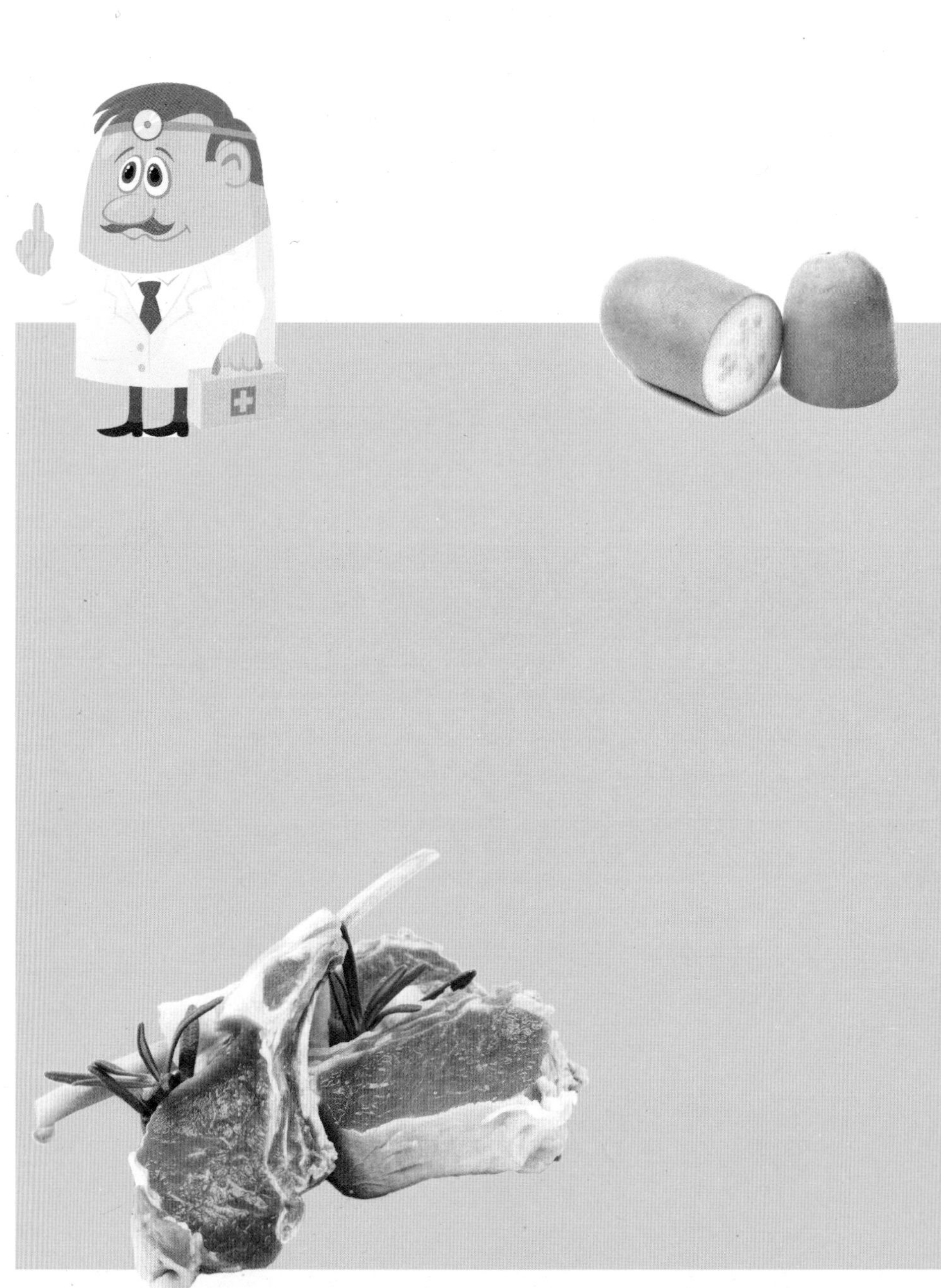

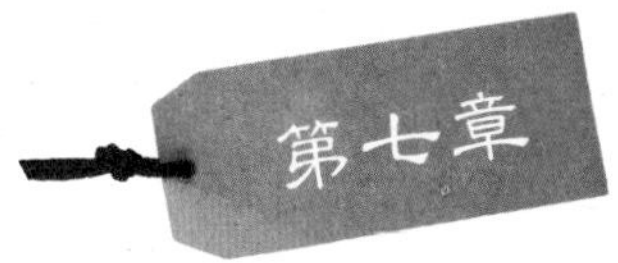

学会吃！快速调理骨科、皮肤科常见疾病

骨科疾病包括骨、骨连接（关节、韧带、软骨等）以及骨骼肌三种器官的疾病。常见的骨科疾病有骨质疏松、骨质增生、肩周炎、风湿病、颈椎病、腰椎间盘突出等。

常用于食疗骨科疾病的食材有猪骨、鳝鱼、蛇肉、板栗、羊肉、薏米、黑豆、牛奶等。

常用于治疗骨科疾病的中药材有附子、连翘、肉桂、羌活、桂枝、补骨脂、骨碎补、川芎、牛膝、红花、延胡索等。

皮肤病的发病率很高，主要症状为皮疹、瘙痒，有的可伴有腹痛、恶心、呕吐、胸闷、心悸等。常见的皮肤科疾病有痤疮、湿疹、牛皮癣、脱发等。

常用于食疗皮肤科疾病的食物有苦瓜、薏米、绿豆、花生、荸荠、木瓜、冬瓜、黑豆等。

常用于治疗皮肤科疾病的中药材有芦荟、防风、连翘、何首乌、菟丝子、丹参、当归、川芎、土茯苓、地肤子、蛇床子、苦参、白芷等。

骨质疏松

骨质疏松症是以骨组织显微结构受损，骨矿成分和骨基质等比例不断减少，骨脆性增加并易发骨折的一种全身骨代谢障碍的疾病。

发病原因

骨质疏松症多和内分泌失调（如钙调节激素的分泌失调）、遗传（有家族患病史）、营养缺乏等因素有关。

临床症状

疼痛 原发性骨质疏松症最常见的症状以腰背痛多见，疼痛沿脊柱向两侧扩散，仰卧或坐位时减轻，久立、久坐时疼痛加剧，日间疼痛轻，夜间和清晨醒来时加重，弯腰、肌肉运动、咳嗽、大便用力时加重。

骨骼变形 多在疼痛后出现，患者身长缩短、驼背弯腰。

易骨折 骨折常发生在脊椎、腕部和髋部。脊椎骨折常是压缩性骨折、楔形骨折，使整个脊椎骨变扁变形，这也是老年人身材变矮的原因之一。

呼吸功能下降 当脊椎后弯、胸廓畸形时，患者往往可出现胸闷、气短、呼吸困难等症状。

治疗原则

骨质疏松的主要致病因素是由于体内缺钙、磷等微量元素，补充钙质是治疗此病的关键。此外，维生素 D 能促进人体对钙的吸收，人体缺乏维生素 D 也会引起缺钙，导致骨质疏松。因此，补充维生素 D 对改善骨质疏松有很大作用。

民间秘方

1. 取酒炒川芎 10 克放入锅内，注入 100 毫升水，煮 25 分钟，取药液放入炖锅内，加入牛奶烧沸即可饮用。可补充钙质，适用于骨质疏松患者。

2. 取枸杞 20 克、红枣 12 枚，一起入锅煮沸，打入 2 个鸡蛋，煮熟，调入红糖即可。每日 2 次，可补充维生素 D，防治骨质疏松。

骨质疏松调理食谱

板栗玉米煲排骨

原料

猪排骨 350 克，玉米棒 200 克，板栗 50 克，盐 3 克，葱花、姜末各 5 克，高汤、食用油各适量

制作

1 将猪排骨洗净，剁成块，汆水。

2 玉米棒洗净，切块；板栗洗净，备用。

3 净锅上火倒入油，将葱花、姜末爆香，下入高汤、猪排骨、玉米棒、板栗，调入盐煲至熟即可。

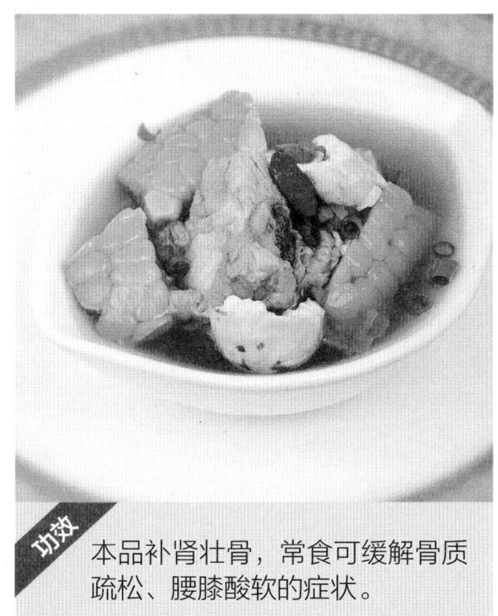

功效 本品补肾壮骨，常食可缓解骨质疏松、腰膝酸软的症状。

酒酿蛋花

原料

酒酿 1 碗，鸡蛋 2 个，白糖适量

制作

1 酒酿加水煮开，待煮沸后再转小火续煮 10 分钟，将酒精挥发掉。

2 将白糖加入酒酿中。

3 将鸡蛋打散，徐徐淋入酒酿中，至蛋花形成即可。

功效 本品具有补充钙质的作用，可改善骨质疏松的症状。

养生黑豆奶

原料

青仁黑豆 200 克，生地 8 克，玄参、麦冬各 10 克，白糖 30 克

制作

1 青仁黑豆洗净，浸泡约 4 小时至豆子膨胀，沥干水分备用。

2 生地、玄参、麦冬洗净后放入棉布袋内，置入注水锅中，以小火煎 15 分钟，滤取药汁备用。

3 将黑豆与药汁混合，放入果汁机内搅拌均匀，过滤出豆浆倒入锅中煮沸，加白糖调味即可。

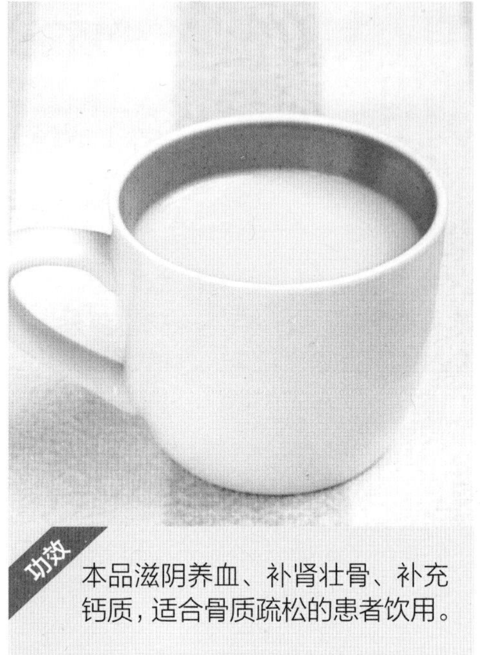

功效 本品滋阴养血、补肾壮骨、补充钙质，适合骨质疏松的患者饮用。

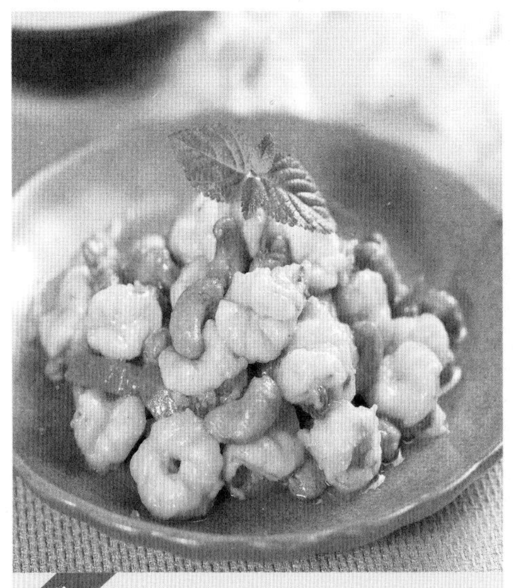

功效 本品补肾壮阳、强腰壮骨，适合肝肾亏虚型骨质疏松患者食用。

锁阳炒虾仁

原料

锁阳、核桃仁各 15 克，山楂 10 克，虾仁 100 克，姜、葱、盐、食用油各适量

制作

1 把锁阳、核桃仁、山楂洗净，虾仁洗净，姜切片，葱切段。

2 锁阳、山楂放入炖杯内，加水 50 毫升，煎 25 分钟去渣，留药汁待用。

3 油锅置火上烧热，加入核桃仁，炸香，下入姜、葱爆香，下虾仁、盐、锁阳汁液，炒匀即成。

骨质疏松患者的饮食禁忌

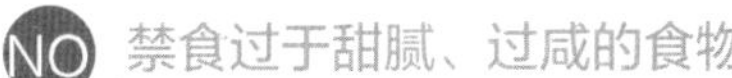

NO 禁食过于甜腻、过咸的食物

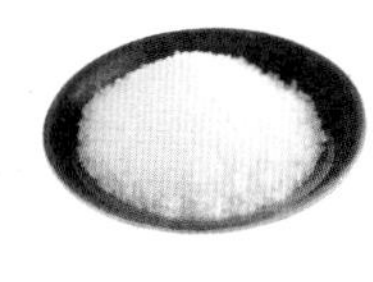

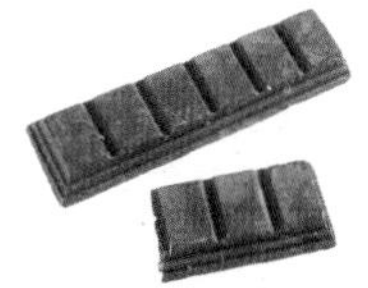

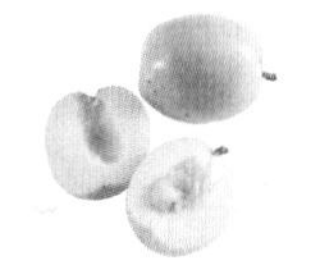

原因： 白糖、糖果、红枣、巧克力等含糖量极高，糖在人体内代谢会产生大量的丙酮酸和乳酸，这时为了维持体内的酸碱平衡，机体会消耗大量的钙质来中和多余的酸性物质，由此造成大量的钙质流失，促发或加重骨质疏松。榨菜、咸鱼、腊肠、腌肉、松花蛋等食物中的盐分很多，会增加钙质的排泄，使钙质流失过多，从而促发或加重骨质疏松。

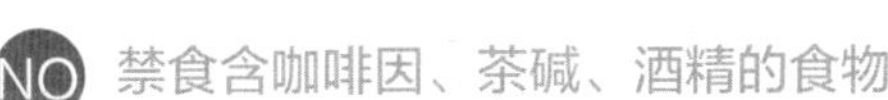

NO 禁食含咖啡因、茶碱、酒精的食物

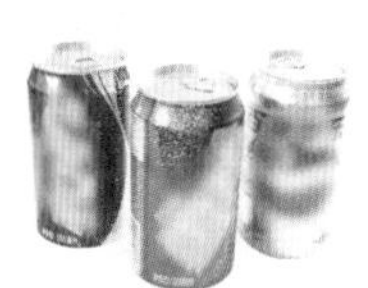

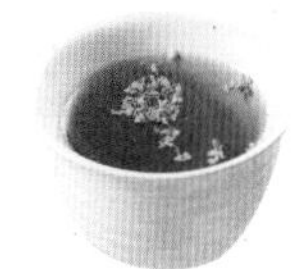

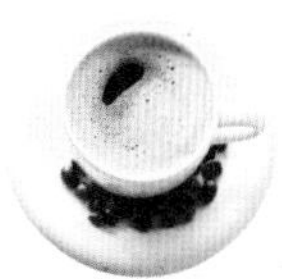

原因： 咖啡、可乐、巧克力、浓茶中含有咖啡因，会使骨密度降低，使骨质对钙盐的亲和力降低，从而使骨质主动摄取钙质减少，引发骨质疏松或加重骨质疏松的病情。白酒中的酒精浓度很高，酒精可以与机体内的某些物质发生化学反应，从而产生一种可以抑制骨细胞功能的物质。并且白酒属于酸性食物，相当于间接消耗了钙质，从而引发骨质疏松或加重骨质疏松的病情。

骨质增生

骨质增生是骨关节退行性改变的一种表现，可分为原发性和继发性两种，多发生于45岁以上的中年人或老年人，男性多于女性。

发病原因

多由于中年以后体质虚弱及退行性改变；长期站立或行走及长时间的保持某种姿势，由于肌肉的牵拉或撕脱，血肿机化，形成刺状或唇样的骨质增生。

临床症状

颈椎骨质增生 以颈椎4、5、6椎体最常见。表现为颈背疼痛、上肢无力、手指发麻有触电样感觉、头晕、恶心，甚至视物模糊。

腰椎骨质增生 好发部位以第3、4腰椎最常见。临床上常出现腰椎及腰部软组织酸痛、胀痛、僵硬与疲乏感，甚至不能弯腰。

膝盖骨质增生 膝关节疼痛僵硬、发软，易摔倒，伸屈时有弹响声，部分患者可见关节积液，局部有明显肿胀、压缩现象。

治疗原则

中医认为，骨质增生多因肝肾亏虚、筋骨失养所致。因此，治疗本病可从补肝肾、强筋骨这方面着手。骨质衰老退变是导致骨质增生的直接因素，因此治疗时宜多食用抗衰老、抗氧化的食物。另外，补充钙质也是防治骨质疏松的一个重要方法。因此，可多食高钙食物，多晒太阳，让钙质得到很好地吸收。

民间秘方

1. 将200克黑豆炒熟，桂枝、丹参（各150克）捣碎，装入装有3升料酒的坛子里，密封浸泡3日后饮用。可温经通脉，主治骨质增生。

2. 取人参、枸杞、何首乌、天冬、麦冬、熟地、当归各60克，白茯苓30克一同捣碎，装入装有6升白酒的酒坛中密封浸泡7天后饮用，可补气活血。

骨质增生调理食谱

补骨脂芡实鸭汤

原料

鸭肉 300 克，补骨脂 15 克，芡实 50 克，盐 1 小匙

制作

1 芡实、补骨脂均洗净；鸭肉洗净，放入沸水中汆烫，去掉血水，捞出。

2 将芡实与补骨脂、鸭肉一起盛入锅中，加入适量清水。

3 用大火将汤煮开，转用小火续炖约 30 分钟，调入盐即可。

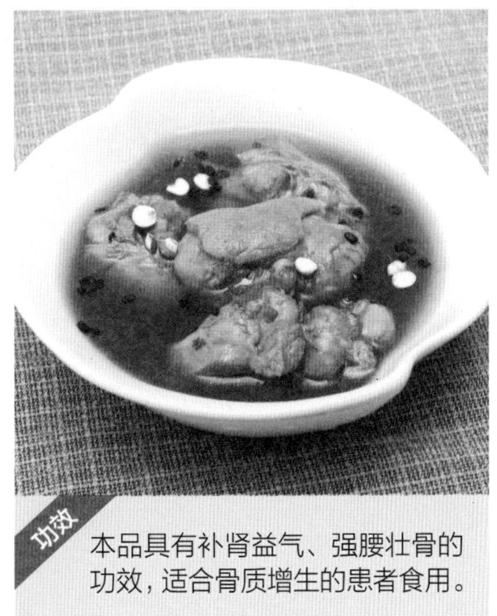

功效 本品具有补肾益气、强腰壮骨的功效，适合骨质增生的患者食用。

双色牡蛎

原料

白萝卜、胡萝卜各 30 克，牡蛎 25 克，芹菜末、肉苁蓉各 10 克，当归 20 克，盐适量

制作

1 胡萝卜、白萝卜洗净，去皮煮熟。

2 牡蛎洗净，放蒸笼蒸 10 分钟，取出；肉苁蓉、当归煎取药汁。

3 胡萝卜、白萝卜、牡蛎汁、牡蛎肉、芹菜末、药汁放锅中煮熟，加盐调味即可。

功效 本品滋阴养血、补肾壮骨，适合骨质增生患者食用。

排骨板栗鸡爪汤

原料

鸡爪 2 只，猪排骨 175 克，板栗肉 120 克，盐 3 克，酱油少许

制作

1 将鸡爪洗净，汆水；猪排骨洗净，斩块，汆水。

2 板栗肉洗净备用。

3 净锅上火倒入水，调入盐、酱油，下入鸡爪、猪排骨、板栗肉，煲至熟即可。

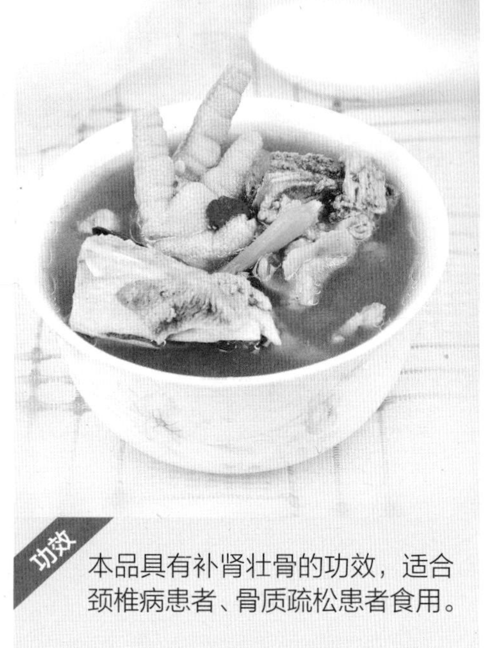

功效 本品具有补肾壮骨的功效，适合颈椎病患者、骨质疏松患者食用。

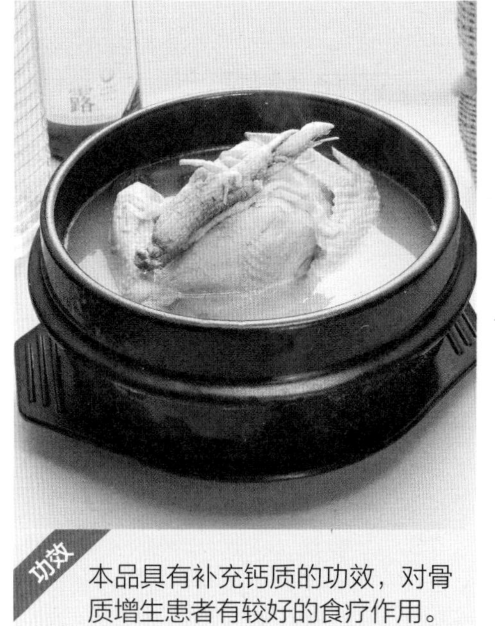

功效 本品具有补充钙质的功效，对骨质增生患者有较好的食疗作用。

人参鸡汤

原料

人参 1 根，红枣 3 枚，童子鸡 1 只，板栗 2 颗，葱段适量，泡好的糯米 50 克，盐、枸杞各 5 克

制作

1 鸡处理干净，腹内放入洗净的板栗、红枣、葱段、枸杞、人参、泡好的糯米。

2 锅中注适量水，放入鸡上火炖 40 分钟。

3 炖至熟，调入盐，2 分钟后即可食用。

骨质增生患者的饮食禁忌

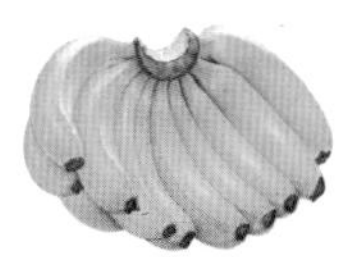

NO 禁食性寒生冷的食物

原因： 螃蟹、香蕉、苦瓜、西瓜、生黄瓜、生菜瓜、柿子等均属于性寒生冷的食物，这类食物可使血液凝滞，从而使局部血运不畅，筋骨失养，不利于骨质增生的病情。此外，中医认为，外感风寒湿邪可引致骨质增生，这类患者若再食用性寒生冷的食物，无疑会加重其风寒之邪的内聚，从而加重骨质增生的病情。

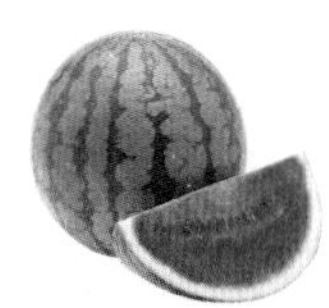

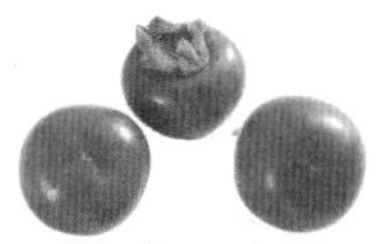

NO 禁食辛辣刺激性食物

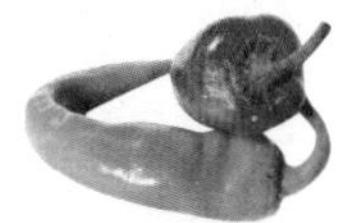

原因： 茴香、辣椒、花椒、胡椒、桂皮、白酒等食物均具有强烈的刺激性，它可刺激关节的炎症部位，使炎症加重，加剧骨质增生患者关节疼痛的症状，严重影响病情。此外，饮用白酒过多还可引起多发性神经炎、胰腺炎、造血功能障碍、胃炎、胃溃疡、高血压等，对于骨质增生患者的病情不利。

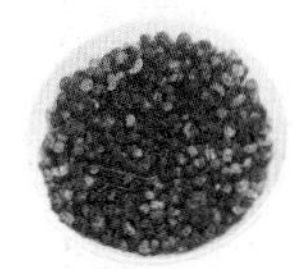

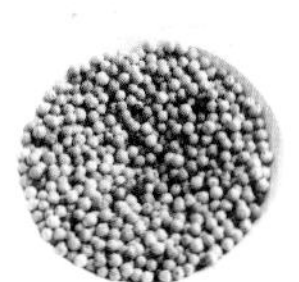

颈椎病

颈椎病是指因为颈椎的退行性病变引起颈椎管或椎间孔变形、狭窄，刺激、压迫颈部脊髓及神经根，并引起相应的临床症状的疾病。

发病原因

外伤是导致颈椎病的直接原因，长期不良的姿势亦可诱发，如长时间伏案工作、躺在床上看电视看书、长时间用电脑、枕头过高、剧烈旋转颈部或头部等。

临床症状

肩颈症状 颈肩酸痛，疼痛可放射至头枕部和上肢，常伴有头颈肩背手臂酸痛，脖子僵硬，活动受限。患侧肩背部有沉重感，上肢无力，手指发麻，肢体皮肤感觉减退，手握物无力，有时不自觉地握物落地。

全身症状 下肢麻木无力，行走不稳，如踩踏棉花的感觉，最严重者甚至出现大、小便失控，性功能障碍，甚至四肢瘫痪。有的伴有头晕，房屋旋转，重者伴有恶心呕吐，卧床不起，少数可有眩晕、猝倒。

治疗原则

治疗颈椎病可从疏通颈椎部的经络、促进血液运行着手，为防治疼痛、麻木、颈部有结节等症状，常用活血化瘀的方法。此外，感受风寒湿邪也会诱发和加重颈椎的不适症状，对于这类颈椎病患者，治疗应以祛风湿、止痹痛为主。此外，在饮食中应注意补充钙，可改善颈椎骨质，增强抵抗力。

民间秘方

1. 取红花、地鳖各10克与白酒200毫升一起以文火煎30分钟，滤去药渣，取药酒饮用。有通络止痛的功效，适用于颈椎病患者。

2. 取川芎、当归各15克，桃仁、白芷、丹皮、红花、乳香、没药各9克，苏木、泽泻各12克捣碎，放入2升白酒中，密封浸泡7天后饮用，可祛瘀消肿、活血止痛。

颈椎病调理食谱

山药鳝鱼汤

原料

鳝鱼 2 条，山药 25 克，枸杞 5 克，补骨脂 10 克，盐 5 克，葱段、姜片各 2 克

制作

1 将鳝鱼处理干净，切段，汆水。

2 山药去皮，洗净，切片；补骨脂、枸杞洗净，备用。

3 净锅上火，调入盐、葱段、姜片，下入鳝鱼、山药、补骨脂、枸杞，煲至熟即可。

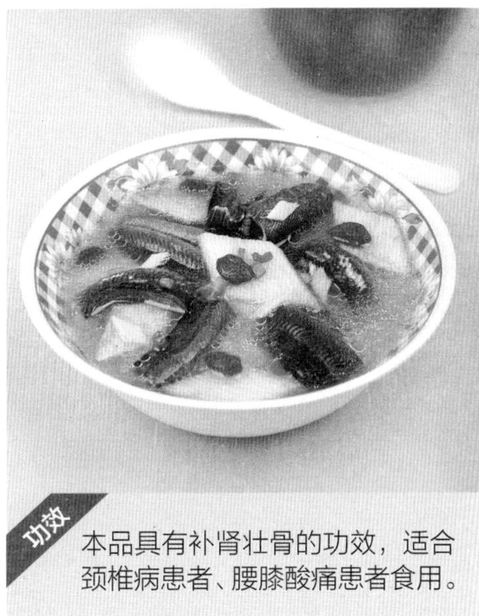

功效 本品具有补肾壮骨的功效，适合颈椎病患者、腰膝酸痛患者食用。

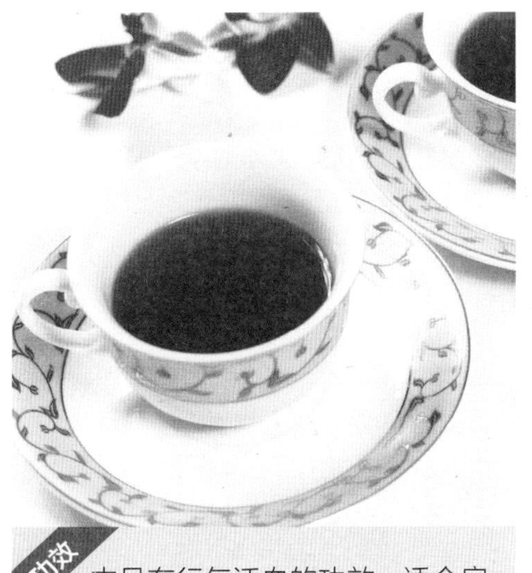

功效 本品有行气活血的功效，适合肩颈部气血不畅的颈椎病患者饮用。

川芎桂枝茶

原料

川芎、丝瓜络各 10 克，桂枝 8 克，冰糖适量

制作

1 将川芎、桂枝、丝瓜络洗净，一起放入锅中。

2 往锅里加入适量水，煲 20 分钟，加入冰糖煮至溶化即可。

丹参红花酒

原料

丹参 30 克，红花 20 克，白酒 800 毫升

制作

1　将丹参、红花洗净，泡入白酒中。

2　约 7 天后即可服用。

3　每次 20 毫升左右，饭前服，酌量饮用。

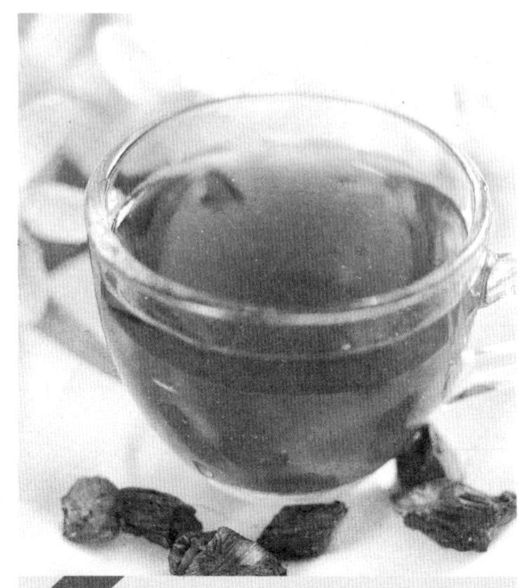

功效　本品具有活血化瘀、通脉止痛的功效，适合颈椎病患者饮用。

细辛排骨汤

原料

细辛 3 克，苍耳子、辛夷、姜片各 10 克，排骨块 400 克，盐、鸡粉、料酒各适量

制作

1　锅中注水烧开，倒入洗净的排骨块，汆去血水，捞出沥干。

2　砂锅中注水烧开，倒入洗净的细辛、苍耳子、辛夷，放入排骨块、姜片、料酒，炖至排骨块熟烂。

3　加少许鸡粉、盐调味即可。

功效　本品能祛风散热，适用于风寒头痛、风湿痹痛、颈椎病等病症。

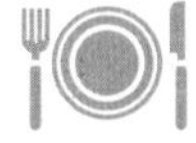

颈椎病患者的饮食禁忌

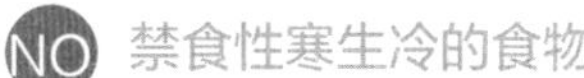

NO 禁食性寒生冷的食物

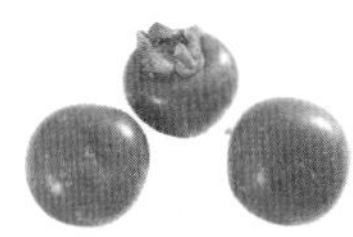

原因： 螃蟹、柿子、苦瓜、西瓜、生黄瓜等均属于性寒生冷的食物，这类食物可使血液凝滞，从而使局部血运不畅，筋骨失养，不利于颈椎病的病情。此外，中医认为，外感风寒湿邪是引起颈椎病发作的重要原因，这类患者若再食用性寒生冷的食物，无疑会加重其风寒之邪的内聚，从而加重颈椎病的病情。

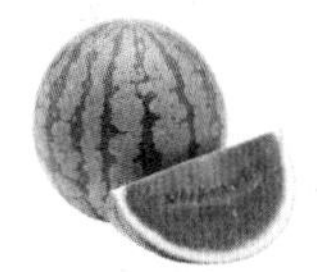

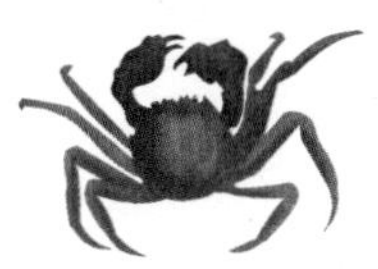

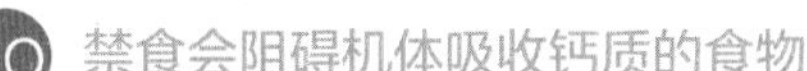

NO 禁食会阻碍机体吸收钙质的食物

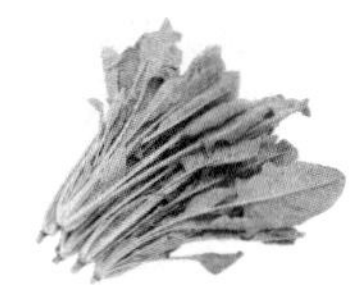

原因： 菠菜、茭白等食物中含有较多的草酸，草酸可与钙质结合生成不溶于水的草酸钙，一方面会阻碍机体对钙质的吸收，另一方面草酸钙的聚集还会引发泌尿系统的结石病。咖啡、可乐、巧克力、浓茶等食物能够增加尿钙的排泄，降低肠道对钙的吸收，从而使体内的钙相对缺乏，容易发生骨质疏松，不利于颈椎病的病情。

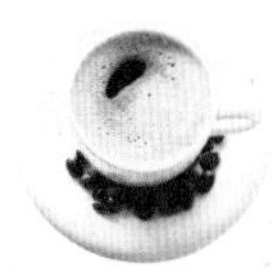

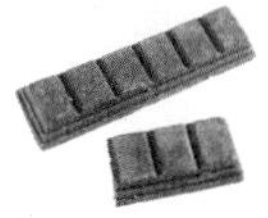

湿疹

湿疹是由多种内、外因素引起的浅层真皮及表皮炎。其临床表现具有对称性、渗出性、瘙痒性和复发性等特点。本病易发于每年10月至次年5月。

发病原因

外在因素包括日光、干燥、搔抓、摩擦、化妆品、肥皂、人造纤维等。内在因素包括胃肠功能障碍、精神紧张等。

临床症状

急性湿疹 发病迅速，皮肤灼热红肿，或见大片红斑、丘疹、水疱，渗水多，甚至有大片渗液及糜烂，瘙痒剧烈，如继发感染，可出现脓包或浓痂。

亚急性湿疹 急性湿疹炎症减轻后，皮损以丘疹、结痂和鳞屑为主，可见少量丘疱疹，轻度糜烂，仍会有剧烈瘙痒。

慢性湿疹 常因急性、亚急性湿疹反复发作不愈发展而来，其表现为患处皮肤浸润肥厚，呈暗红色或伴色素沉着，皮损和鳞屑混合而成鳞屑痂，长期摩擦搔抓能引起显著的苔藓样化。

治疗原则

引起湿疹的一个内在因素是患者本身就是过敏体质，当患者接触到某些物质时，就会发生过敏反应，引发湿疹。因此，增强机体的抗过敏能力可有效防治湿疹。湿疹患者常因剧烈瘙痒而痛苦不堪，所以当务之急是止住瘙痒。此外，湿疹多因湿热引起，因此治疗时还应清热、利湿。另外，摄入足够的维生素和矿物质对此病也有积极作用。

民间秘方

1. 取枳实、黄芩、猪苓、知母、瞿麦、通草、升麻、海藻、冬葵子各3克，地肤子9克共煎汤服用，分3次温服。可祛风止痒，适用于湿疹患者。

2. 取苦参200克、荆芥500克、白芷500克研为细末，加入适量水和蜂蜜炼成梧桐子大的药丸，每次取用4.5克，每日2次。可止痒消肿、祛风邪，可治湿疹。

湿疹调理食谱

枳实薏米冬瓜粥

原料

薏米、枳实各 50 克，猪瘦肉、冬瓜各适量，盐 2 克，绍酒 5 毫升，葱 8 克

制作

1 薏米泡发洗净；枳实洗净；冬瓜去皮，洗净，切丁；猪瘦肉洗净，切丝；葱洗净，切花。

2 锅置火上，加水、薏米，煮至薏米熟软。

3 加入冬瓜、猪肉丝、枳实煮熟，调入盐、绍酒，撒上葱花即可。

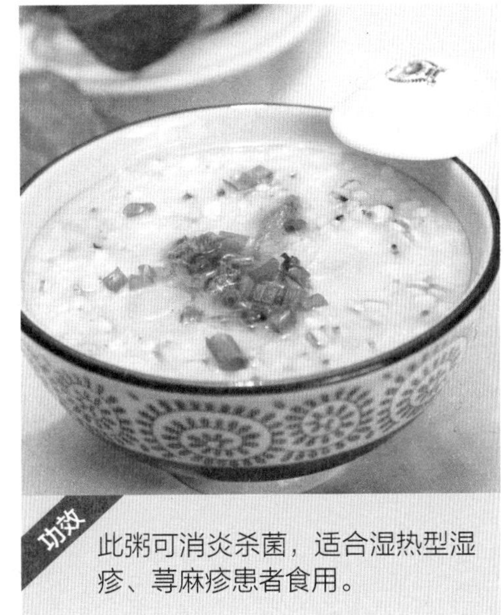

功效 此粥可消炎杀菌，适合湿热型湿疹、荨麻疹患者食用。

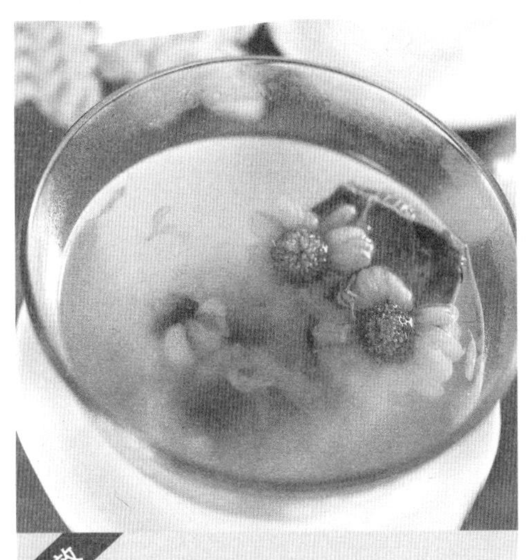

功效 本品具有利湿止痒的功效，对皮肤瘙痒等症均有疗效。

菊花土茯苓汤

原料

野菊花、土茯苓各 30 克，冰糖 10 克

制作

1 将野菊花去杂洗净；土茯苓洗净，切成薄片备用。

2 砂锅内加适量水，放入土茯苓片，大火烧沸后改用小火煮15分钟。

3 加入冰糖、野菊花，煮 3 分钟，去渣即成。

湿疹患者的饮食禁忌

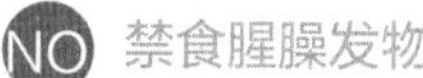

NO 禁食腥臊发物

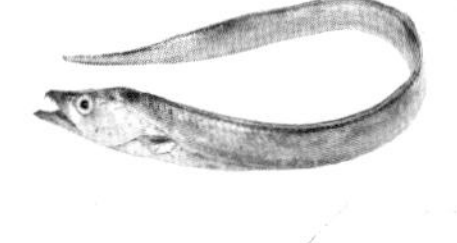

原因：带鱼、鲤鱼、黄鳝、虾、蟹等属于腥臊发物，湿疹患者食用后可使病情加重，加剧皮肤瘙痒、神倦乏力、食欲不振等症状，不利于湿疹患者的病情。关于这些食物的食用禁忌，古书中早有记载。如带鱼，《随息居饮食谱》有记载云："带鱼，发疥动风，病人忌食。"又如鲤鱼，《随息居饮食谱》中有告诫："鲤鱼，多食热中，热则生风，变生诸病。"

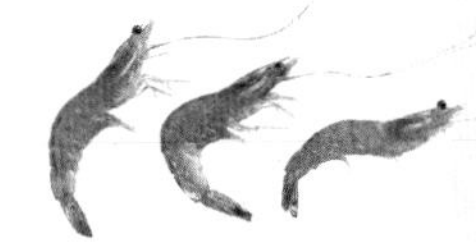

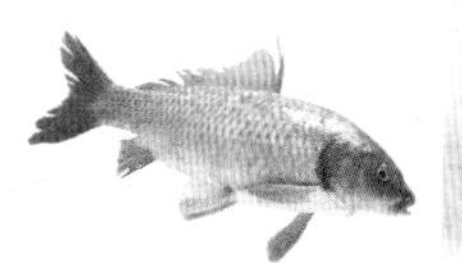

NO 禁食一些常见的发物

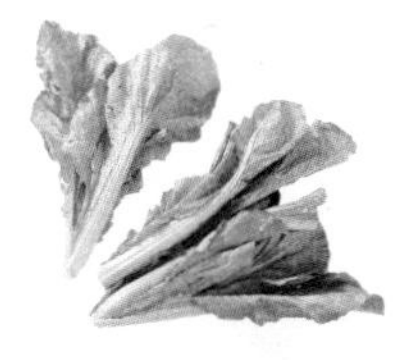

原因：关于茄子，《本草求真》中有记载曰："茄味甘气寒，服则多有动气，生疮。"而《饮食须知》中也说它"多食动风气，发疮疥"。关于芥菜，清代医家王士雄认为："春芥发风动气，病人忌之。"关于香菜，《千金·食治》中说："食之发宿病，金疮尤忌。"而关于香椿芽，清代食医王孟英指出："多食壅气动风，有宿疾者勿食。"

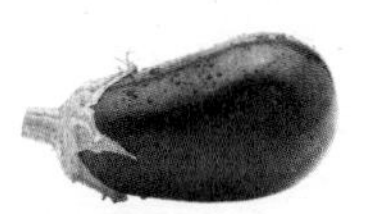

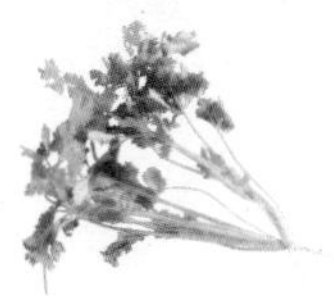

脱发

正常脱落的头发都是处于退行期及休止期的毛发，由于进入退行期与新进入生长期的毛发不断处于动态平衡，所以发量无明显变化。

发病原因

病毒、细菌、高热使毛囊细胞受到损伤，空气中的污染物堵塞毛囊，有害化学物质对头皮组织中毛囊细胞的损害以及营养不良等均可引起脱发。

临床症状

脂溢性脱发 患者头发油腻，如同擦了油一样。亦有焦枯发蓬，缺乏光泽，有淡黄色鳞屑固着难脱，或灰白色鳞屑飞扬，自觉瘙痒。主要发生在前头与头顶部，前额的发际与鬓角往上移，前头与顶部的头发稀疏、变黄、变软，终使额顶部一片光秃或有些茸毛。

斑秃 常骤然发生，脱发呈局限性斑片状，其病变处头皮正常，无炎症及自觉症状。严重者可在几天或几个月内头发全部脱落而成全秃，可累及眉毛、胡须、腋毛、阴毛等，极少数严重者全身毳毛亦可脱光。

治疗原则

人体的毛发也有生命周期，年老或其他原因导致毛发衰老时就会引起脱发。因此，如果能抵抗毛发衰老，促进毛发生长，就可缓解脱发症状。中医认为“肾华在发”，肾功能亏虚、内分泌失调也容易导致脱发现象。对于这种情况，治疗应以补充肾气、调节内分泌为主。此外，贫血严重、过度劳累、熬夜者也易引起脱发，应多补铁、补锌，并常食碱性食物等。

民间秘方

1. 取何首乌、女贞子、旱莲草、生地、泽泻、粉丹、桑葚、山药各20克，菟丝子、党参、枣皮、茯苓各15克，骨碎补、当归各10克，甘草5克，共煎汤，分2次服用。可补肝生发，适用于脱发症。

2. 取何首乌、当归、柏子仁等分研成细粉，加适量的炼蜜制成约9克重的药丸，每次取1粒服用，对于脱发症有较好的辅助疗效。

脱发调理食谱

菟丝子烩鳝鱼

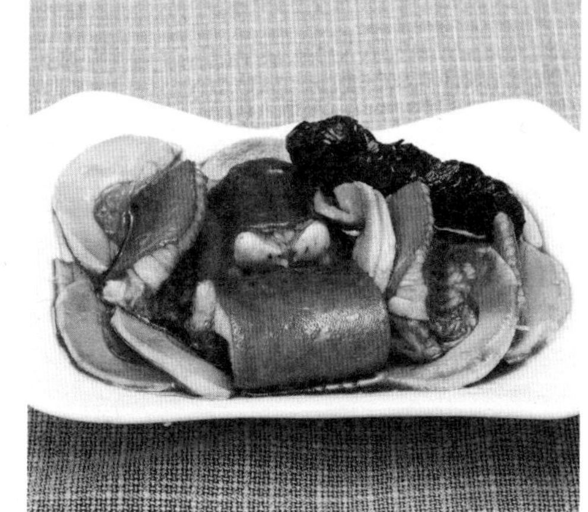

原料

净鳝鱼 250 克，净笋 50 克，菟丝子、干地黄各 12 克，酱油、味精、盐、淀粉、香油、食用油、蛋清各适量

制作

1 将菟丝子、干地黄洗净，煎两次，过滤取汁；净笋洗净，备用。

2 鳝鱼切片放入碗内，加水、淀粉、蛋清、酱油、少许盐腌好。

3 炒锅入油烧热，下入鳝鱼、净笋、药汁，待鳝鱼片泛起，调入盐、味精、香油即可。

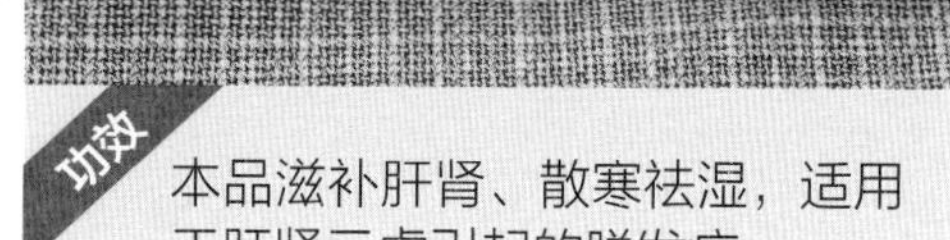

功效

本品滋补肝肾、散寒祛湿，适用于肝肾亏虚引起的脱发症。

枸杞黄精炖白鸽

原料

白鸽 1 只，枸杞 20 克，黄精 15 克，杜仲 10 克，盐、料酒、味精各适量

制作

1 将白鸽去毛及内脏，洗净，剁成小块；枸杞、黄精、杜仲泡发，洗净。

2 锅中注水烧沸，放鸽块汆去血水。

3 鸽块放入注水锅中，加入黄精、枸杞、杜仲、料酒、盐、味精，煮至熟即可。

功效

本品具有益气填精的功效，适用于肝肾不足引起的脱发症状。

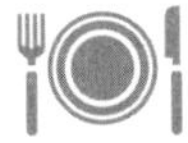

脱发患者的饮食禁忌

NO 禁食辛辣刺激性食物

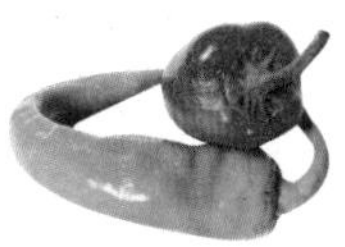

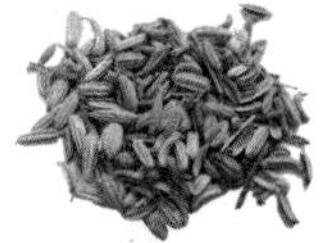

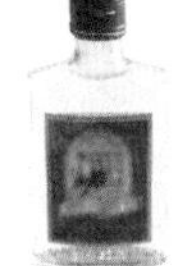

原因：辣椒、茴香、白酒等辛辣刺激的食物和油腻的食物一样，虽然不是导致脱发的主要病因，但是它们可刺激毛囊，使其分泌过多的油脂，也可刺激头皮，引发头皮的脂溢性皮炎和毛囊炎，从而间接导致脱发增多。此外，饮用白酒过多还可引起多发性神经炎、胰腺炎、造血功能障碍、胃炎、胃溃疡、高血压等，对于脱发症患者来说很不利。

NO 禁食性温热的食物

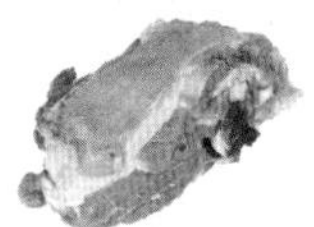

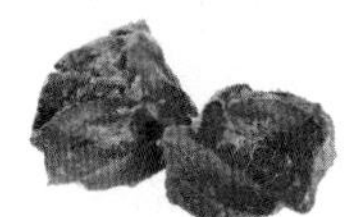

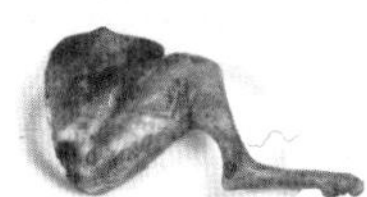

原因：中医认为，脱发的根源在表里，是由于人体血液中的热毒排不出来，从而表现出来的病症。而羊肉、狗肉、驴肉、马肉、鹿肉等食物均为性温热之品，食用后可助热上火，助长患者体内的热毒，从而使脱发症的病情加重。现代医学也认为，过多食用这类食物可导致内分泌紊乱，从而诱发脱发或加剧其病情。

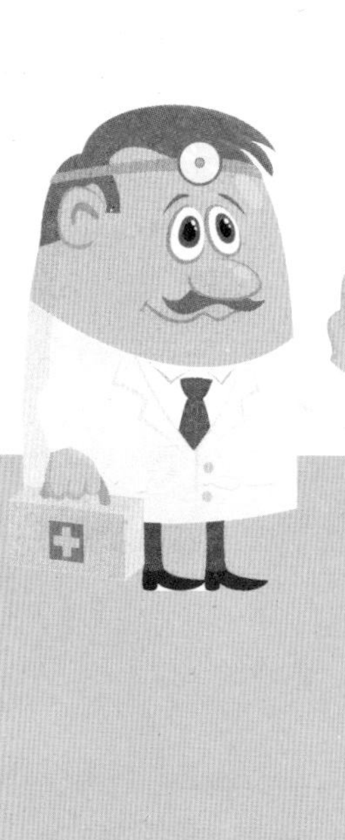
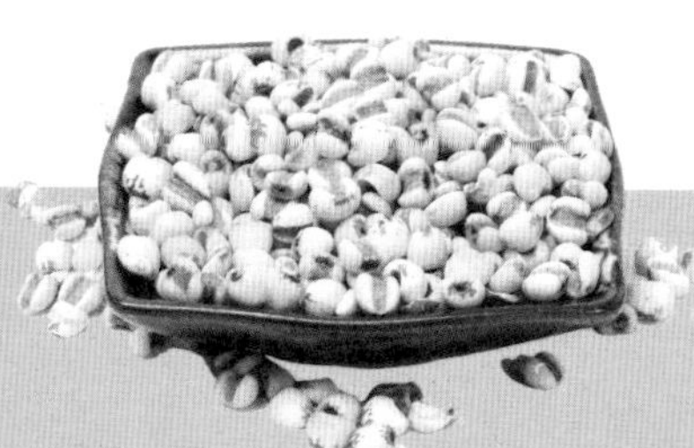
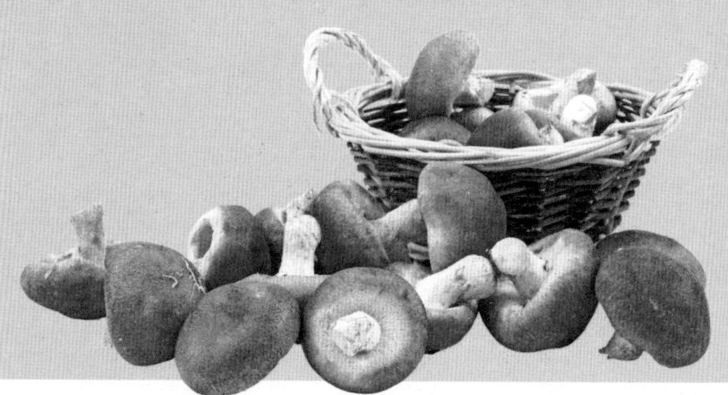

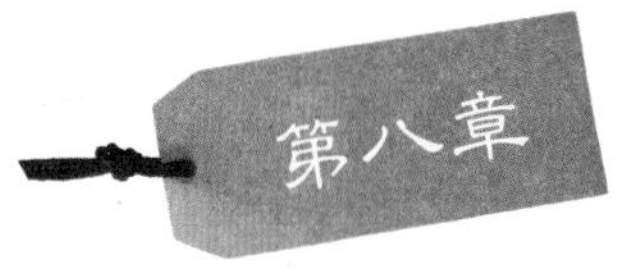

第八章 学会吃！快速调理泌尿生殖系统常见疾病

泌尿系统包括肾脏、输尿管、膀胱和尿道等器官，其主要功能是将人体在代谢过程中产生的废物和毒素通过尿液排出体外，保持机体内环境的相对稳定，使新陈代谢正常地进行。

男性生殖系统包括：阴茎、睾丸、附睾、阴囊、前列腺、输精管、尿道等。其主要功能是产生生殖细胞、繁殖新个体、分泌性激素和维持副性征。

常见的泌尿生殖系统疾病有前列腺炎、慢性肾小球肾炎、肾结石、尿路感染、阳痿、早泄、遗精、膀胱癌等。常见的泌尿生殖系统不适症状有少尿、尿痛、尿血、蛋白尿、腰骶部或小腹部疼痛、水肿、性功能障碍等。

常用于食疗泌尿系统疾病的食物有鲫鱼、竹笋、荸荠、海带、冬瓜、猪腰、薏米、香菇、西瓜、赤小豆等。

常用于治疗泌尿系统疾病的中药材有白茅根、玉米须、茯苓、金钱草、海金沙、泽泻、车前子、海马、巴戟天、淫羊藿、鹿茸等。

前列腺炎

前列腺炎是指前列腺特异性和非特异性感染所致的急慢性炎症，从而引起全身或局部的某些症状。前列腺炎可发生于各个年龄段的成年男性。

发病原因

引起前列腺炎的原因包括：前列腺结石或前列腺增生等疾病，经常性酗酒，不注意时受凉，邻近器官炎性病变，支原体、衣原体、脲原体等非细菌性感染。

临床症状

骨盆区域疼痛 疼痛见于会阴、阴茎、肛周部、尿道、耻骨部或腰骶部等部位。

排尿异常 尿急、尿频、尿痛和夜尿增多等，可伴有血尿或尿道脓性分泌物。

其他症状 急性感染期伴有寒战、高热、乏力等全身症状。慢性前列腺炎患者由于慢性疼痛久治不愈，患者生活质量下降，并可能有性功能障碍、焦虑、抑郁、失眠、记忆力下降等症状。

治疗原则

锌在前列腺和血液中的含量，与前列腺的抗菌、杀菌能力有着直接的关系。当锌含量减少时，前列腺自行杀菌的能力就会下降，容易感染，引发炎症。因此，适当补锌可有效预防和改善本病。前列腺炎多因感染引起，因此消炎杀菌、促进排尿可有效治疗此病。此外，前列腺分泌激素主要依靠脂肪酸，脂肪酸缺乏就会导致前列腺功能障碍。因此，补充脂肪酸可恢复前列腺功能，改善尿频、尿急等症状。

民间秘方

1. 取干荷叶、车前子、枸杞各5克，均洗净，放入锅，加水煮沸后熄火，加盖闷泡10～15分钟，滤渣后调入蜂蜜。可清热解暑、利尿消肿，适合前列腺炎、尿路感染、水肿等患者服用。

2. 取牡蛎肉200克、党参30克、桂圆肉25克放炖锅内，加冰糖末、水，烧沸，炖30分钟，每日1次。有补血益气的功效，适合前列腺炎患者。

前列腺炎调理食谱

竹叶茅根饮

原料

鲜竹叶、白茅根各 15 克

制作

1 鲜竹叶、白茅根洗净。

2 将鲜竹叶、白茅根放入锅中，加水 750 毫升，煮开后改小火煮 20 分钟。

3 滤渣取汁饮。

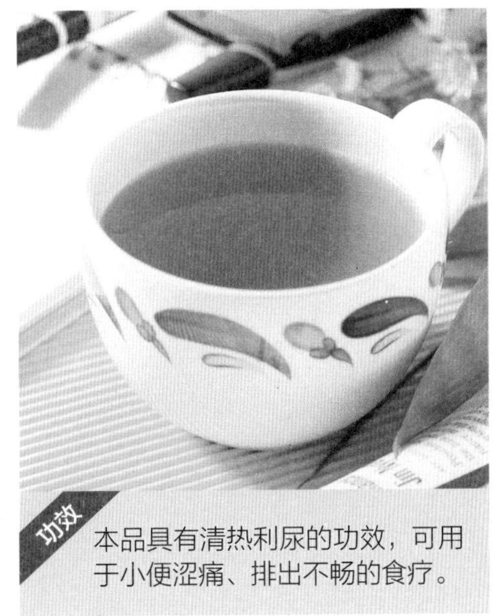

功效 本品具有清热利尿的功效，可用于小便涩痛、排出不畅的食疗。

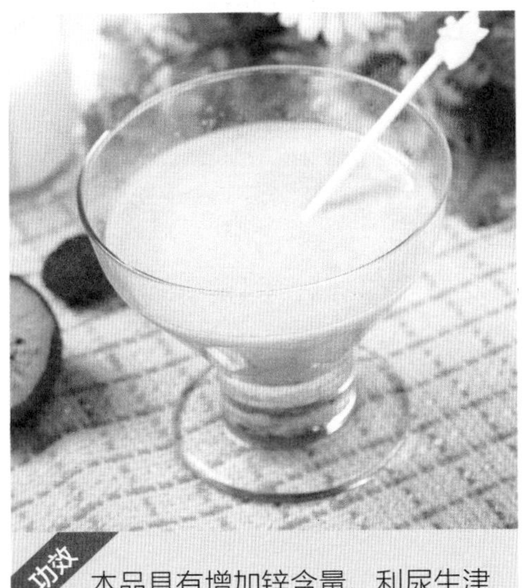

功效 本品具有增加锌含量、利尿生津的功效，适合前列腺炎患者饮用。

桑葚猕猴桃奶

原料

桑葚 80 克，猕猴桃 1 个，牛奶 150 毫升

制作

1 将桑葚洗干净。

2 猕猴桃洗干净，去掉外皮，切成大小适合的块。

3 将桑葚、猕猴桃放入果汁机内，加入牛奶，搅拌均匀即可。

薏米瓜皮鲫鱼汤

原料

鲫鱼 250 克，冬瓜皮 60 克，薏米 30 克，生姜 3 片，盐少许

制作

1 将鲫鱼剖洗干净，去内脏，去鳃；冬瓜皮、薏米分别洗净。

2 将鲫鱼、冬瓜皮、薏米、生姜放进汤锅内，加入适量清水，盖上锅盖。

3 用中火烧开，转小火再煲 1 小时，加盐调味即可。

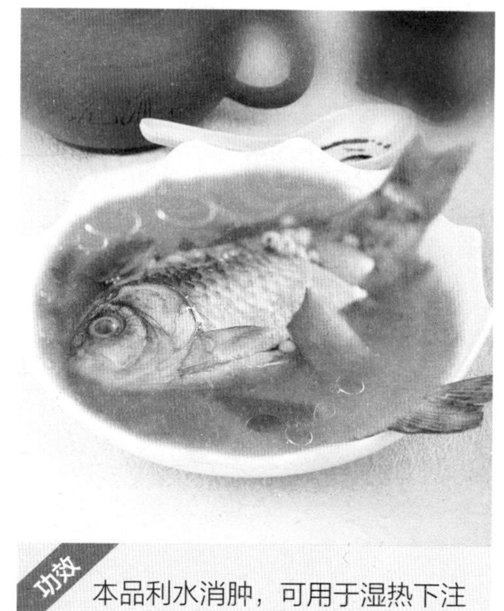

功效 本品利水消肿，可用于湿热下注所引起的肾炎水肿等病症的食疗。

茯苓西瓜汤

原料

西瓜、冬瓜各 500 克，茯苓 15 克，蜜枣 5 枚，盐适量

制作

1 将冬瓜、西瓜洗净，切成块；蜜枣洗净。

2 茯苓洗净，备用。

3 将清水加入锅内，煮沸后加入冬瓜、西瓜、茯苓、蜜枣，大火煲开后，改用小火煲 3 小时，最后加入盐调味即可。

功效 本品具有补肾强腰的功效，适合慢性前列腺炎患者食用。

前列腺炎患者的饮食禁忌

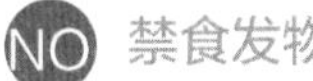

NO 禁食发物

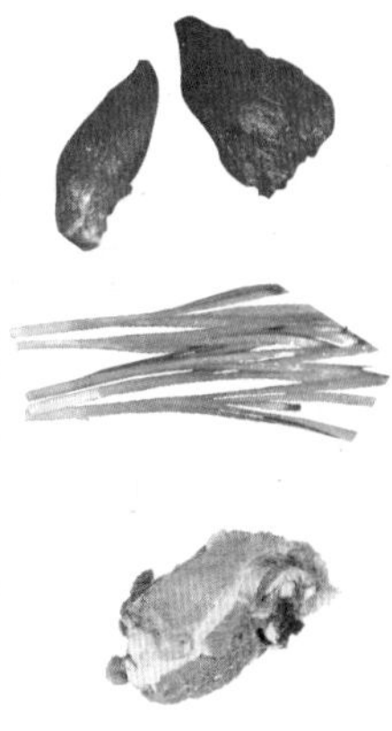

原因： 临床实践发现，前列腺疾病患者对发物非常敏感，很多前列腺疾病患者在食用发物之后，会出现小便不利等症状。普遍认为，之所以会发生这种症状，可能与发物进入人体后会对机体形成刺激，使原本存在病变的前列腺充血、水肿，最终压迫尿道而使尿不通有关。而且，这些食物均是性温热之品，可使机体湿热加重，加重前列腺炎患者的病情。

NO 禁食性寒、生冷食物

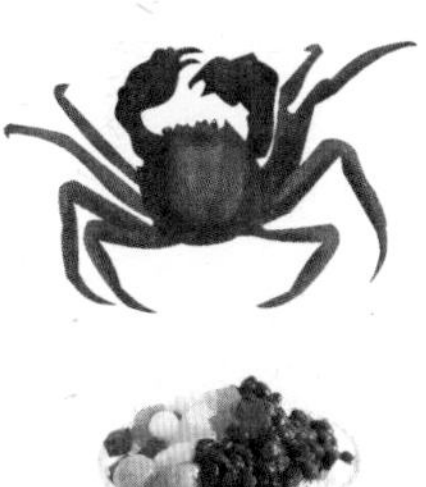

原因： 螃蟹、冰激凌等食物生性寒凉，会加重对前列腺炎肾阳虚损者阳气的损害，而加重病情。而从另一个角度来说，以冰激凌为例，它的温度很低，甚至接近0℃，而人体的正常体温为37℃，如此悬殊的温差可对人体的内脏器官造成刺激，使前列腺收缩，导致尿液的流通不利，加重前列腺炎患者的病情。

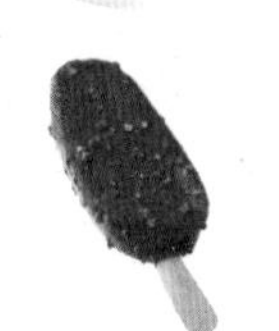

肾结石

肾结石是指发生于肾盏、肾盂以及输尿管连接部的结石病。在泌尿系统的各个器官中，肾脏通常是结石易形成的部位。肾结石是泌尿系统的常见疾病之一。

发病原因

肾结石的发病原因有：草酸钙过高，如摄入过多的茶叶等；嘌呤代谢失常，如摄入过多的动物内脏等；脂肪摄取太多，如嗜食肥肉；糖分增高；蛋白质过量等。

临床症状

无症状型 不少患者没有任何症状，只在体检时偶然发现肾结石。

腰部绞痛 肾绞痛是肾结石的典型症状，疼痛剧烈，呈“刀割样”，病人坐卧不宁，非常痛苦，通常在运动后或夜间突然发生。同时可出现下腹部及大腿内侧疼痛，伴恶心呕吐、面色苍白等。很多患者表现为腰部隐痛、胀痛。

血尿 排尿不畅，约80%的结石患者出现血尿，只有一部分能够肉眼发现血尿，大部分需通过化验尿才能发现。

治疗原则

肾结石是尿液中的矿物质结晶沉积在肾脏而形成的，只有把结石排出体外才能缓解此症。因此，利尿排石是治疗此病的关键。此外，摄入过多的酸性食物导致体内酸碱不平衡，使得尿酸浓度过高，结晶沉积在肾脏也会导致此病。因此，平衡酸碱度也是治疗此病的一个重要方法。

民间秘方

1. 取车前草50克、金钱草30克洗净装入纱布袋，放入淘米水中浸泡1小时，取药汁放入锅内，加入白砂糖，烧至沸腾停火，待凉饮用，每日1次。有利尿排石的作用，适用于肾结石患者。

2. 取白茅根60克、海金沙15克，加入适量的水煎服，每日1次。有利尿排石的功效，适用于泌尿系结石患者。

肾结石调理食谱

金钱草煲蛙

原料

牛蛙 2 只（约 200 克），金钱草 30 克，盐 5 克

制作

1　金钱草洗净，投入砂锅，加入适量清水，用小火煲约 30 分钟后，倒出药汁，除去药渣。

2　牛蛙宰洗干净，去皮斩块，投入砂锅内。

3　加入盐与药汁，一同煲至熟烂即可。

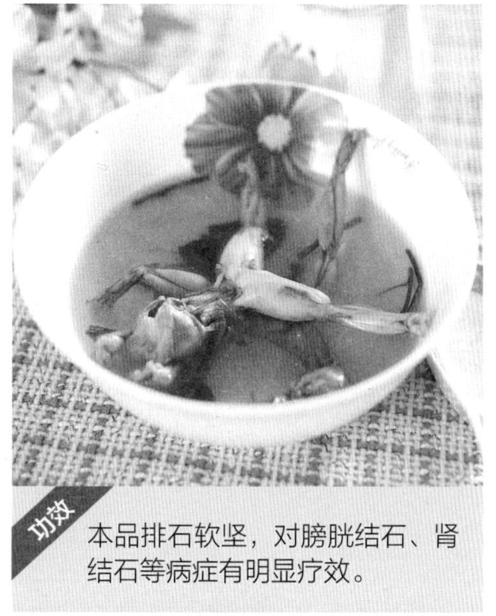

功效　本品排石软坚，对膀胱结石、肾结石等病症有明显疗效。

功效　本品可清热利尿、排泄尿酸，适合各种结石病的患者食用。

凉拌双笋

原料

竹笋 500 克，莴笋 250 克，海金沙 10 克，盐、味精、白糖、香油各适量

制作

1　竹笋、莴笋去皮洗净，切成滚刀片；将竹笋投入开水锅中煮熟，捞出；莴笋于锅中略焯水，捞出。

2　海金沙洗净煎汁待用。

3　双笋都盛入碗内，加入海金沙汁、盐、味精、白糖拌匀，淋入香油调味即成。

荸荠茅根茶

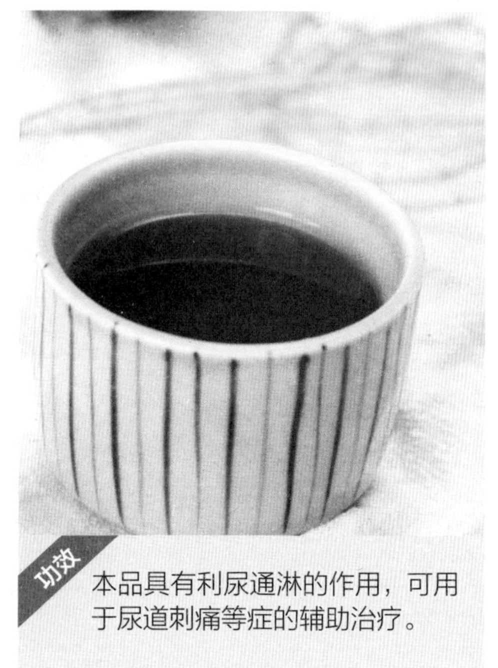

功效 本品具有利尿通淋的作用，可用于尿道刺痛等症的辅助治疗。

原料

鲜荸荠、鲜茅根各 100 克，白糖少许

制作

1 鲜荸荠、鲜茅根洗净切碎。

2 鲜荸荠、鲜茅根入沸水煮 20 分钟左右，去渣。

3 加白糖调味即可饮服。

鲜车前草猪肚汤

功效 本品健脾益气，适合慢性肾炎、肾结石等疾病的患者食用。

原料

鲜车前草 30 克，猪肚 130 克，薏米、赤小豆各 20 克，蜜枣 1 枚，盐、淀粉各适量

制作

1 鲜车前草、薏米、赤小豆洗净；猪肚翻转，用淀粉、少许盐反复搓擦，用清水冲净。

2 锅中注水烧沸，加入猪肚余至收缩，捞出切片。

3 将砂煲内注水，煮滚后加所有食材，煲 2 小时，加盐调味即可。

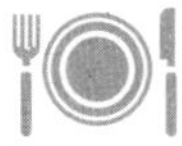

肾结石患者的饮食禁忌

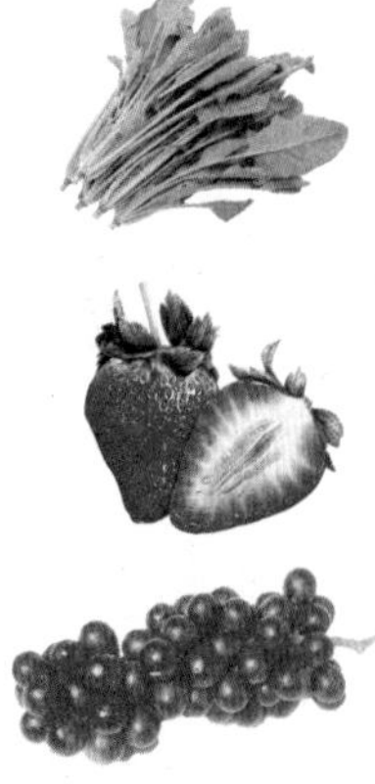

NO 禁食富含草酸盐的食物

原因： 菠菜、草莓、芹菜等食物中的草酸盐含量均很高，草酸盐易和尿中的钙结合形成草酸钙，从而形成结石。所以肾结石患者不宜食用，否则可引起病情加重。而且芹菜、青椒、香菜、菠菜等食物中含钾量也很高，如每 100 克的芹菜茎中含钾 206 毫克。钾需要通过肾脏排泄，过多地摄入无疑会加重肾脏的负担，不利于尿路结石患者的病情。

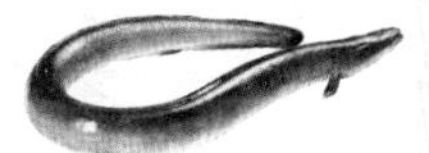

NO 禁食嘌呤含量高的食物

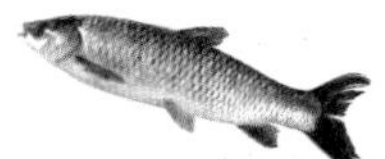

原因： 鳗鱼、草鱼、虾等食物中嘌呤含量均很高，如 100 克鸭肝中含嘌呤 301.5 毫克，100 克鳗鱼中含嘌呤 113.1 毫克，100 克草鱼中含嘌呤 140.2 毫克，100 克鲍鱼中含嘌呤 112.4 毫克，100 克虾中含嘌呤 137.7 毫克，100 克紫菜中含嘌呤 274 毫克，100 克香菇中含嘌呤 214 毫克。肾结石患者的肾脏功能较弱，食用嘌呤含量高的食物易导致尿酸堆积，尿酸又可促使尿酸盐沉淀，从而加重肾结石的病情。

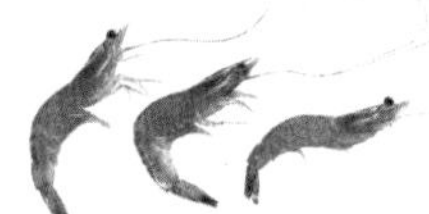

阳痿

阳痿是指男性阴茎勃起功能障碍，表现为男性在有性欲的情况下，阴茎不能勃起或能勃起但不坚硬，不能进行性交活动。

发病原因

阳痿的发病原因包括：精神方面的因素，因某些原因产生紧张心情；手淫成习或性交次数过多，使勃起中枢经常处于紧张状态；阴茎勃起中枢发生异常。

临床症状

主要症状 阴茎不能完全勃起或勃起不坚，不能顺利完成正常的性生活。阳痿虽然频繁发生，但于清晨或自慰时阴茎可以勃起并可维持一段时间。

伴随症状 部分患者常有神疲乏力、腰膝酸软、自汗盗汗、性欲低下、畏寒肢冷等身体虚弱现象。

治疗原则

部分阳痿患者往往伴有性欲低下的症状，因此只有提高性欲才能缓解此病。其次，阳痿的病因很多，分为器质性阳痿和功能性阳痿，往往难以区分，但不管是器质性阳痿还是功能性阳痿，都与性功能低下有很大的关系。因此，如果能够促进患者的性功能，那么阳痿的症状也就不难缓解了。

民间秘方

1. 取山药 50 克、核桃仁 30 克、肉苁蓉 20 克、菟丝子 10 克，分别洗净装纱布袋中，放砂锅内，加水煎 30 分钟，加冰糖末拌匀，取液分早晚两次服。有补气养血的作用，适用于阳痿患者。

2. 取淫羊藿 20 克、狗鞭 1 条，一同放入炖锅内，大火烧沸后转小火炖 40 分钟，每日 1 次。有温肾助阳之功，适用于阳痿患者。

阳痿调理食谱

红枣鹿茸羊肉汤

原料

羊肉 300 克，鹿茸 5 克，红枣 5 枚，盐 6 克

制作

1 将羊肉洗净，切块。

2 鹿茸、红枣洗净备用。

3 净锅上火，倒入水，调入盐，下入羊肉、鹿茸、红枣，煲至熟即可。

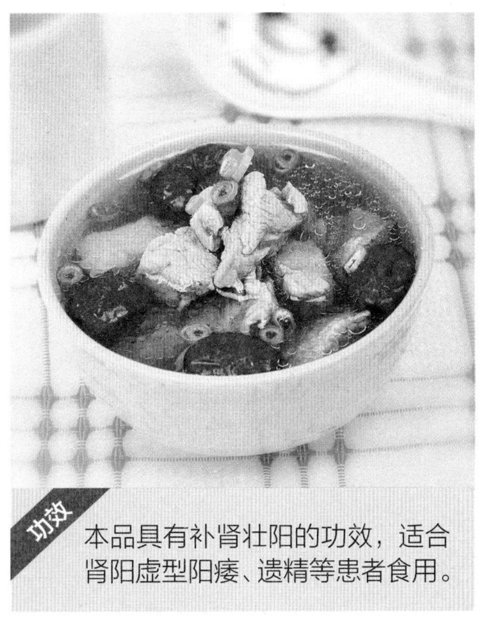

功效 本品具有补肾壮阳的功效，适合肾阳虚型阳痿、遗精等患者食用。

牛鞭汤

原料

牛鞭 1 副，姜 1 块，盐适量

制作

1 姜洗净，切片；牛鞭切段，放入沸水中汆烫，捞出洗净。

2 将牛鞭、姜片放入锅中，加水至盖过材料，以大火煮开后转小火慢炖约 30 分钟。

3 起锅前加盐调味即成。

功效 本品有改善心理性性功能障碍的功效。

虫草海马炖鲜鲍

原料

新鲜大鲍鱼 1 只，海马 4 只，光鸡 500 克，猪瘦肉 200 克，金华火腿 30 克，冬虫夏草 10 克，生姜 2 片，花雕酒、味精、盐、鸡粉、浓缩鸡汁各适量

制作

1 海马、鲍鱼、光鸡洗净，鸡剁块；瘦肉、火腿均洗净切粒；冬虫夏草洗净。

2 所有材料一起放入锅中隔水炖 4 小时。

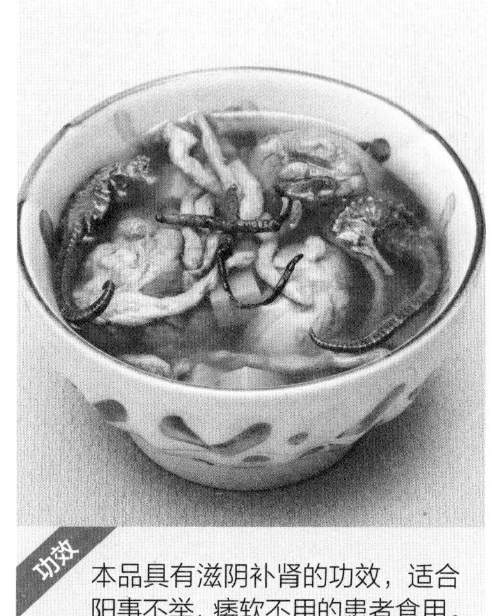

功效 本品具有滋阴补肾的功效，适合阳事不举、痿软不用的患者食用。

功效 此汤具有添精补髓、补肾壮阳的功效。

当归牛尾冬虫夏草汤

原料

当归 30 克，冬虫夏草 8 克，牛尾 1 条，猪瘦肉 100 克，盐适量

制作

1 猪瘦肉洗净，切大块；当归用水略冲；冬虫夏草洗净。

2 牛尾去毛，洗净，切成段。

3 将除盐外的所有材料一起放入砂锅内，加适量清水，待猪瘦肉煮熟，调入盐即可。

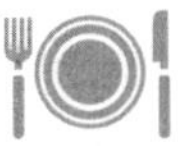

阳痿患者的饮食禁忌

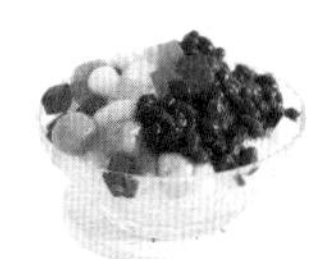

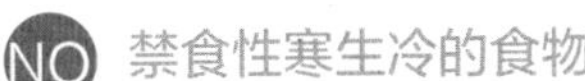

NO 禁食性寒生冷的食物

原因： 西瓜、柿子等食物属于性寒凉之品，多食可损耗人体的阳气，从而加重肾阳不足的病情。另外，肾阴虚损而致阳痿者，则应忌食胡椒、辣椒、榨菜、羊肉、狗肉、韭菜等辛辣香燥的食物，否则可燥热伤阴，加重肾阴亏损的病情。对于气血亏损者，则应忌食萝卜、槟榔、洋葱、砂仁、山楂等破血耗气的食物，以免加重气血亏损。

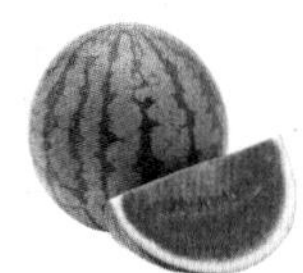

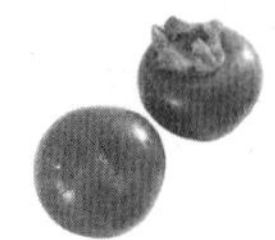

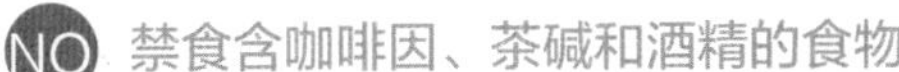

NO 禁食含咖啡因、茶碱和酒精的食物

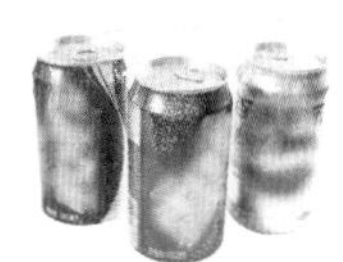

原因： 咖啡、可乐中含有的咖啡因以及浓茶中含有的茶碱有兴奋交感神经的作用，当交感神经活动频繁时，就会相对减弱了副交感神经的作用，从而引起性欲减退、勃起障碍等症状。白酒中含有的酒精主要损害人体的神经和内脏，其对神经的高度抑制作用可导致患者出现性欲减退、勃起功能障碍等症状，而其对内脏特别是肾脏的损害，更是会加重阳痿患者的病情。

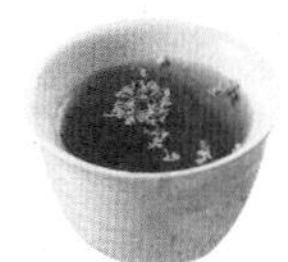

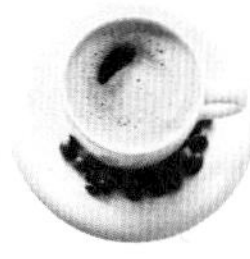

早泄

早泄是指男子在阴茎勃起之后，未进入阴道之前，或正当纳入以及刚刚进入而尚未抽动时便已射精，阴茎也随之疲软并进入不应期。

发病原因

中医认为，早泄是由于肾脏的封藏功能失调，肾中阳气不足以固摄精液，精关不固所致。西医认为，引发早泄的病因可分为器质性和心理性两种。

临床症状

主要症状 患者性交时未接触或刚接触到女方外阴，抑或插入阴道时间短暂，尚未达到性高潮便射精，随后阴茎疲软，双方达不到性满足即泄精而萎软。

伴随症状 伴有精神抑郁、焦虑或头晕、神疲乏力以及记忆力减退等全身症状。

治疗原则

男性一般在身体比较虚弱或肾功能不够强时易引起早泄。因此，只有增强肾功能，才能摆脱早泄的困扰。此外，病理性遗精、早泄多因先天不足、大量吸烟、饮酒无度、食甘厚味、肥胖等原因造成肾气虚弱，不能固摄精液而使得遗精频发。因此，补肾涩精，抑制精液过早排出也是治疗此病的关键。

民间秘方

1. 取枸杞80克、熟地60克、何首乌50克、茯苓20克、红参15克，一同放入1升白酒中密封浸泡，14天后取饮，每次50毫升。可补虚五脏，适用于早泄患者。

2. 取海龙10克、海马5克，研碎为末，与猪腰子一起放炖锅内炖熟，兑酒饮，日服3次。可补肾壮阳，适用于阳痿患者。

早泄调理食谱

桑螵蛸鸡汤

原料

桑螵蛸 10 克，红枣 8 枚，鸡腿 1 只，鸡精 5 克，盐 2 小匙

制作

1 桑螵蛸、红枣洗净；鸡腿剁块，放入沸水氽烫，捞起冲净。

2 鸡肉、桑螵蛸、红枣一起放入煲中，加 7 碗水以大火煮开，转小火续煮 30 分钟。

3 加入鸡精、盐调味即成。

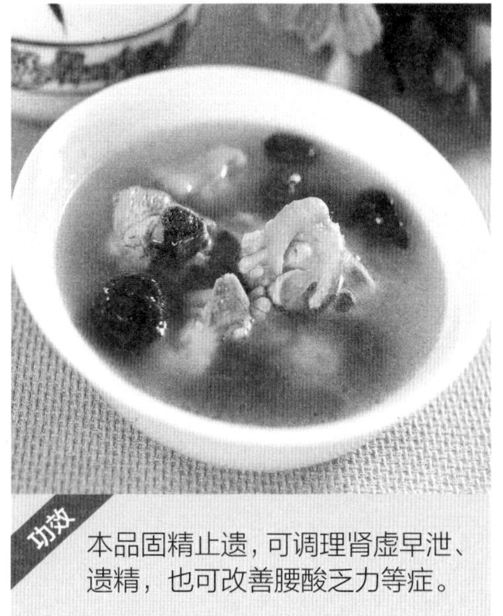

功效

本品固精止遗，可调理肾虚早泄、遗精，也可改善腰酸乏力等症。

海螵蛸鱿鱼汤

原料

鱿鱼 100 克，补骨脂 30 克，桑螵蛸、红枣各 10 克，海螵蛸 50 克，盐、味精、葱花、姜片各适量

制作

1 将鱿鱼泡发，洗净切丝；海螵蛸、桑螵蛸、补骨脂、红枣洗净。

2 将海螵蛸、桑螵蛸、补骨脂水煎成汁后去渣。

3 放入鱿鱼、红枣，煮至鱿鱼熟后，加盐、味精、葱花、姜片调味即可。

功效

本品可固涩止遗，适合肾虚遗精滑泄、夜尿频多的患者食用。

豆蔻山药炖乌鸡

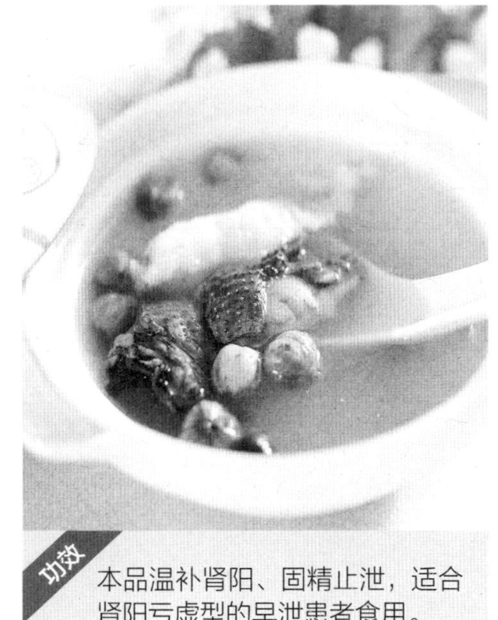

原料

乌鸡 500 克，肉豆蔻、山茱萸、山药各 10 克，葱白、生姜、盐、味精各适量

制作

1 乌鸡洗净，除去内脏，斩件；肉豆蔻、山茱萸、山药、葱白分别洗净，备用。

2 将肉豆蔻、山茱萸、山药、葱白、生姜、乌鸡放入砂锅内，加清水炖熟烂。

3 加适量盐、味精即可。

功效 本品温补肾阳、固精止泄，适合肾阳亏虚型的早泄患者食用。

首乌板栗枸杞羹

原料

大米 100 克，板栗 50 克，何首乌、枸杞各 10 克，盐适量

制作

1 何首乌洗净，加 5 碗水熬成汤汁，煮沸，去掉渣滓，保留汤汁，备用。

2 将大米淘洗干净，放入锅中，加入何首乌汁、板栗、枸杞一同熬约 30 分钟，直至大米软烂。

3 加盐调味即可。

功效 本品具有滋阴补肝肾的功效，适合有肝肾亏虚型早泄等病症的患者食用。

早泄患者的饮食禁忌

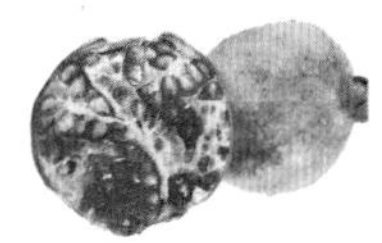

NO 阳虚有便秘者应禁食有加重便秘作用的食物

原因： 石榴、莲子食物中均含有一种具有收敛固涩作用的物质——鞣酸，对于腹泻者有益，但是对于便秘者就相当于加重了其便秘病情。而且鞣酸能够与食物中的蛋白质结合生成一种块状的、不易消化吸收的鞣酸蛋白，也会导致便秘，使便秘病情加重。高粱、莲子均性温，多食会积温成热，可加重其大便干结、排出困难等症状。

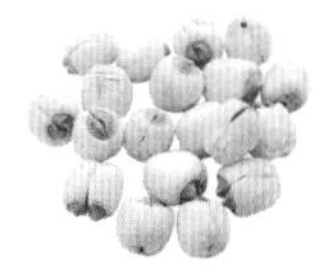

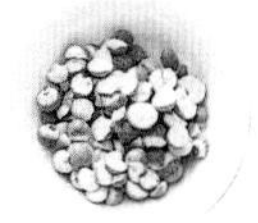

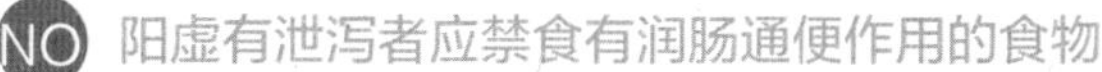

NO 阳虚有泄泻者应禁食有润肠通便作用的食物

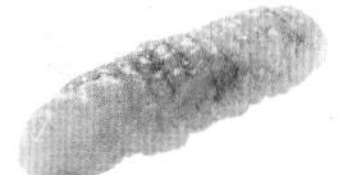

原因： 海参、蟹、杏仁、香蕉、牛奶均为性寒凉之品，脾胃功能较弱者食用后容易引起腹泻。牛奶、巧克力中含有较多的脂肪，每 100 毫升牛奶中约含有脂肪 3.5 克。一般的巧克力每 100 克中含脂肪 40.1 克。脂肪有润滑肠道的作用，可加重肠道的负担，严重时还可以导致腹泻，故阳虚有泄泻的早泄患者不宜食用这些食物。

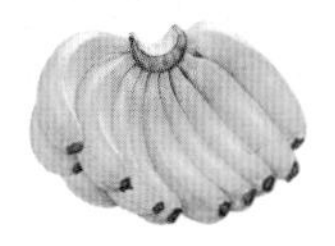

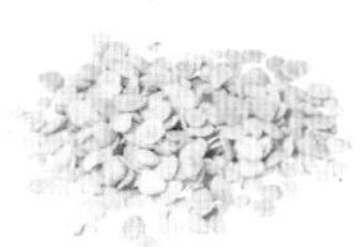

遗精

在非性交的情况下精液自泄，称之为遗精，又名遗泄、失精。分为梦遗和滑精两种，在梦境中之遗精，称梦遗；无梦而自遗者，称为滑精。

发病原因

引发遗精的相关因素有：外生殖器以及附属性腺的炎症刺激。此外，体内贮存精子达到一定量时，没有以上的引发因素，也有可能发生遗精。

临床症状

梦遗 梦遗是指睡眠过程中，有梦时发生精液外泄，醒后方知的病症。一夜 2~3 次或每周 2 次以上。

滑精 滑精又称“滑泄”，指夜间无梦而遗或清醒时精液自动滑出的病症。一夜 2~3 次或每周 2 次以上。

全身症状 有神疲乏力、精神萎靡、困倦、腰膝酸软、失眠多梦或记忆力衰退等症状。

治疗原则

遗精可由多种原因引起，多见于中老年人或身体先天不足者。不管何种原因，遗精过度频繁必然会给身体带来一定损害。因此，抑制精液排出是治疗此病的首要任务。其次，性活动中枢神经长时间受到刺激也会导致遗精。因此，抑制神经中枢过度兴奋，促进睡眠，可以有效防止遗精。

民间秘方

1. 取合欢皮 15 克、甘草 8 克，分别洗净放入锅内，加入适量的清水，以中火煎 20 分钟后，放入合欢花 10 克烧沸，滤去药汁，取液代茶饮。可补血益气、安神除烦，适用于遗精患者服用。

2. 取酸枣仁、金樱子、芡实各 30 克，研碎，加白砂糖制成丸剂或者散剂，每日 2 次，对于肾虚引起的遗精有很好的疗效。

遗精调理食谱

甲鱼芡实汤

原料

甲鱼300克，芡实10克，枸杞5克，红枣4枚，盐、姜片各适量

制作

1 将甲鱼处理干净，斩块，汆水。

2 芡实、枸杞、红枣洗净备用。

3 净锅上火倒入水，调入盐、姜片，下入甲鱼、芡实、枸杞、红枣煲至熟即可。

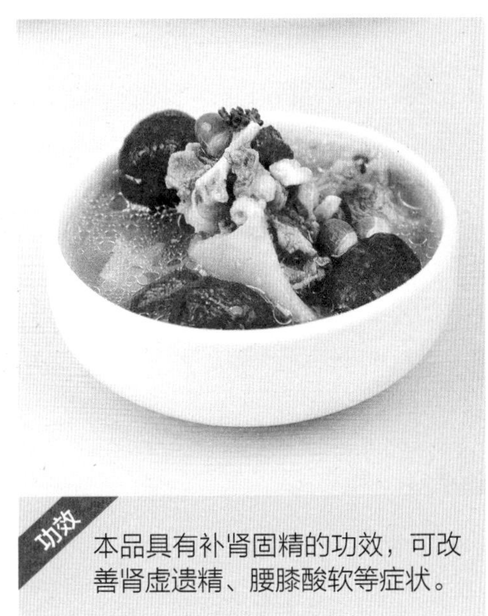

功效 本品具有补肾固精的功效，可改善肾虚遗精、腰膝酸软等症状。

五子下水汤

原料

鸡内脏（鸡心、鸡肝、鸡胗）1份，茺蔚子、蒺藜子、覆盆子、车前子、菟丝子各10克，姜、葱、盐各适量

制作

1 鸡内脏洗净切片；姜、葱均洗净切丝；所有药材洗净，装袋内扎紧。

2 锅中加水煮开，放入棉布袋煮20分钟。

3 捞出棉布袋，放入鸡内脏、姜丝、葱丝，大火煮熟，加盐调味即可。

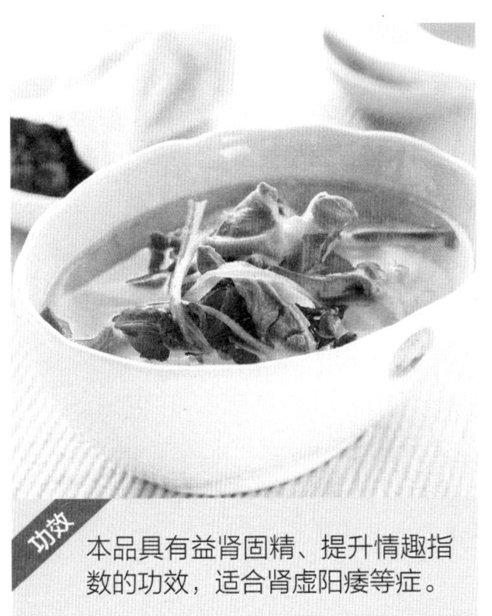

功效 本品具有益肾固精、提升情趣指数的功效，适合肾虚阳痿等症。

莲子百合煲瘦肉

原料

莲子 50 克，百合 20 克，猪瘦肉 250 克，盐适量

制作

1 将莲子去心洗净；百合洗净；猪瘦肉洗净，切片。

2 将莲子、百合、猪瘦肉放入锅中，加适量水，置文火上煲熟。

3 以盐调味即可。

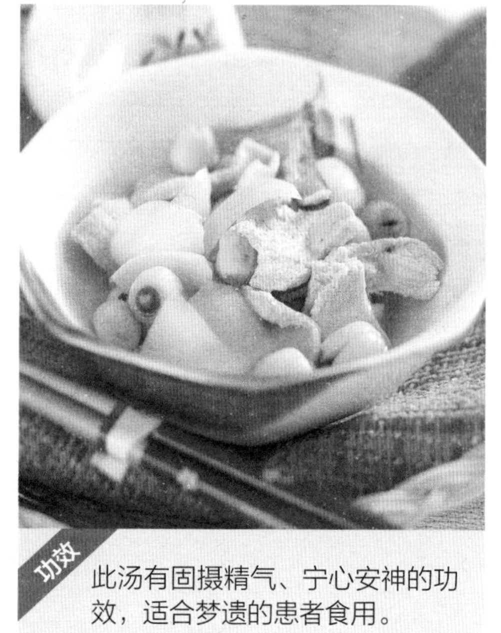

功效 此汤有固摄精气、宁心安神的功效，适合梦遗的患者食用。

红枣柏子仁小米粥

原料

小米 100 克，红枣 10 枚，柏子仁 15 克，白糖少许

制作

1 红枣、小米洗净，分别放入碗内泡发；柏子仁洗净备用。

2 砂锅洗净，置于火上，将红枣、柏子仁放入锅内，加水煮熟后转小火。

3 加入小米共煮成粥，至黏稠时加白糖搅拌即可。

功效 本品具有益气安神的功效，适合失眠多梦的梦遗患者食用。

遗精患者的饮食禁忌

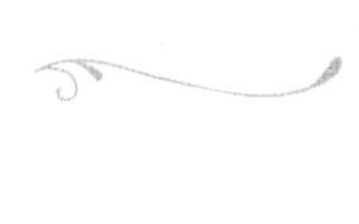

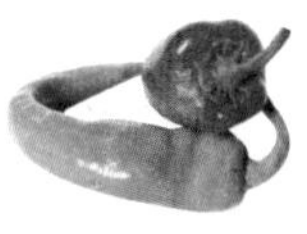

NO 禁食过于辛辣之物

原因： 辣椒、葱、生姜等食物均具有强烈的刺激性，可刺激交感神经使其兴奋，从而导致遗精症状的出现。而且这些食物均为性温热之品，食用后可助长遗精患者的湿热下注，加重遗精患者的病情。特别是白酒等酒精浓度较高的食物更是如此，酗酒可严重损害人的神经和肝、肾等内脏，从而加剧遗精的症状。

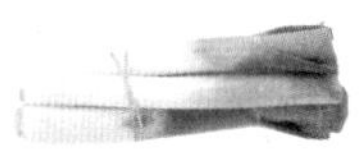

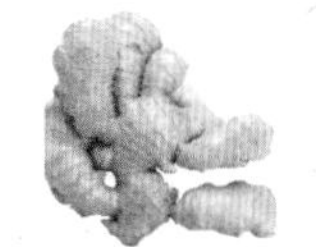

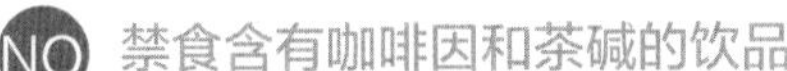

NO 禁食含有咖啡因和茶碱的饮品

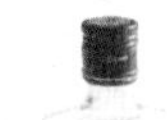

原因： 咖啡、可乐中含有的咖啡因以及浓茶中含有的茶碱有兴奋交感神经的作用，交感神经活动频繁，从而导致遗精症状的出现。同时，茶碱还具有兴奋神经中枢的作用，多饮可影响患者的睡眠质量，严重者还可造成神经衰弱，不利于遗精病情的恢复。

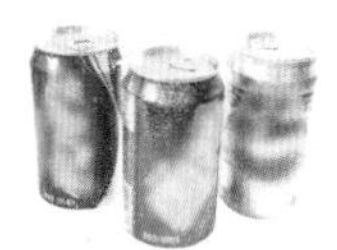

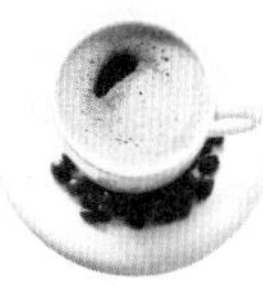

膀胱癌

膀胱癌是指发生在膀胱内的细胞恶性过度生长。最常见的过度生长位于膀胱腔内，也就是膀胱的黏膜上皮。

发病原因

引发膀胱癌的危险因素包括：遗传因素，经常接触芳香胺物质，饮用经氯消毒并且含有氯化副产物的自来水，经常饮用咖啡，尿道疾病的影响等。

临床症状

血尿 最常见的症状是无痛性肉眼血尿（占80%以上），其中17%的病人血尿严重，少数患者开始仅有镜下血尿。血尿多为全程，间歇性发作，也可表现为初始血尿或终末血尿，部分病人可排出血块或腐肉样组织。

膀胱刺激征 约10%的患者会出现尿频、尿急、尿痛等症状。

排尿不畅 膀胱肿瘤较大、膀胱颈部位的肿瘤及血块堵塞均可引起排尿不畅甚至尿潴留。肿瘤浸润输尿管口时，可引起上尿路梗阻，出现腰痛、肾积水和肾功能损害。

治疗原则

对于癌症患者而言，癌细胞扩散预示着病情的恶化。一旦癌细胞扩散，那就表明病情已不可逆转。在此情况下，只有防止癌细胞不断扩散，才能有效控制病情。膀胱癌晚期患者大多身体极度消瘦，体质十分虚弱，治疗时宜增强体质，促进排尿功能。膀胱内长有恶性肿瘤的患者，治疗时应以破血化瘀、抗膀胱肿瘤为主。此外，并发感染治疗应注重清热利尿、消炎杀菌。

民间秘方

1. 取芦笋150克、猪瘦肉50克，一同放入盆内，根据个人口味加入葱、姜、味精等调味料，将盆放入蒸锅内蒸2小时即可。有防癌抗癌的作用，适用于膀胱癌患者。

2. 取茵陈、生地各30克，一同放入锅内，加入适量的清水煎汤服用，每日1剂。可清热利尿，适用于膀胱癌患者。

膀胱癌调理食谱

黄芪鲫鱼

原料

黄芪15克，鲫鱼1条(约重300克)，猪瘦肉200克，生姜片、葱花、料酒、盐、胡椒粉、醋、味精各适量

制作

1 将鲫鱼去鳃、鳞，剖去内脏洗净；猪瘦肉洗净切块；黄芪切段。

2 锅中加水烧开，下入黄芪、猪瘦肉、鲫鱼、生姜片煮熟。

3 待熟后，放入葱花、料酒、盐、味精、胡椒粉、醋调味即可。

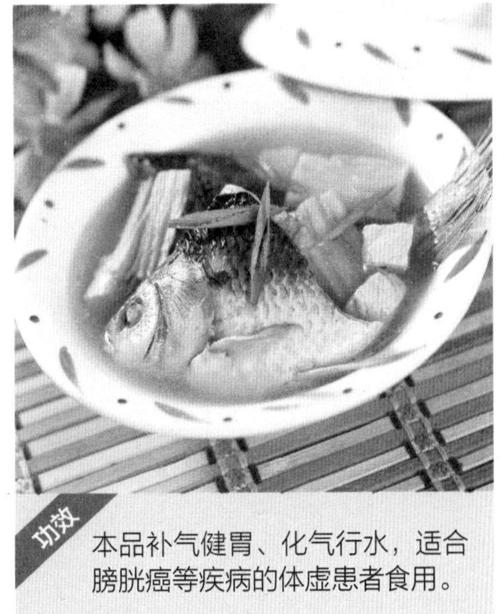

功效

本品补气健胃、化气行水，适合膀胱癌等疾病的体虚患者食用。

功效

本品具有理气活血、清热利湿的功效，适合膀胱癌患者食用。

佛手胡萝卜荸荠汤

原料

胡萝卜100克，佛手瓜75克，荸荠35克，盐、姜末、香油、食用油、胡椒粉各适量

制作

1 将胡萝卜、佛手瓜、荸荠洗净，均切丝备用。

2 净锅上火，倒入食用油，将姜末爆香，下入胡萝卜、佛手瓜、荸荠煸炒，调入盐、胡椒粉烧开，淋入香油即可。

鸡肉炖萹蓄

原料

仔鸡 1 只约 200 克，萹蓄 20 克，料酒适量，盐 5 克

制作

1 鸡宰杀,去毛及肠杂,洗净,切块。

2 萹蓄洗净,滤干,放入纱布袋内,扎紧袋口，与鸡肉一同放入砂锅内。

3 加入料酒和适量清水，先用大火煮沸，再用小火慢炖，以鸡肉熟烂为度，最后加盐调味即可。

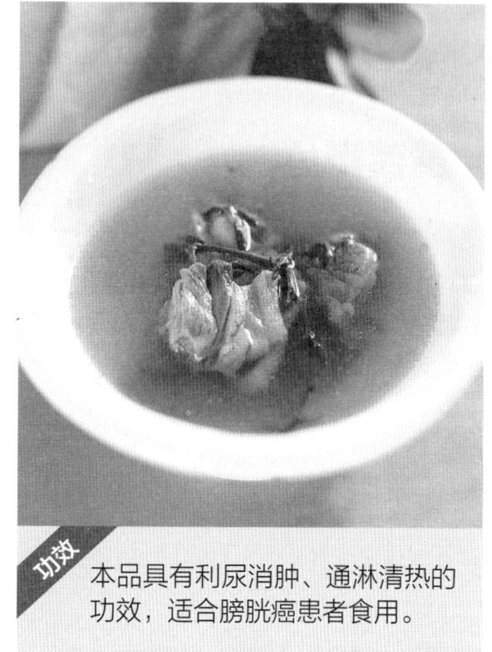

功效 本品具有利尿消肿、通淋清热的功效，适合膀胱癌患者食用。

木瓜车前草滚猪腰汤

原料

木瓜 50 克，鲜车前草 40 克，猪腰 140 克，姜 3 克 ，盐适量

制作

1 木瓜洗净，去皮切块；鲜车前草洗净；猪腰洗净后剖开，剔除中间的白色筋膜；姜洗净切片。

2 将木瓜、车前草、猪腰、姜片一同放入砂煲内，加水煲沸改小火煲 2 小时，最后加入盐调味即可。

功效 本品补肾消肿，对肾气虚弱型尿路结石患者有很好的食疗作用。

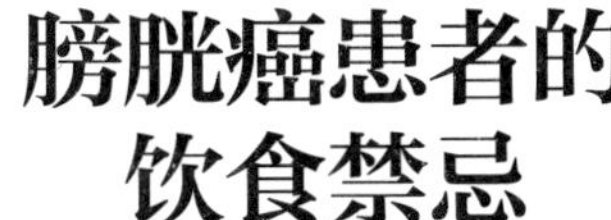

膀胱癌患者的饮食禁忌

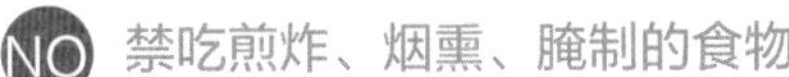

NO 禁吃煎炸、烟熏、腌制的食物

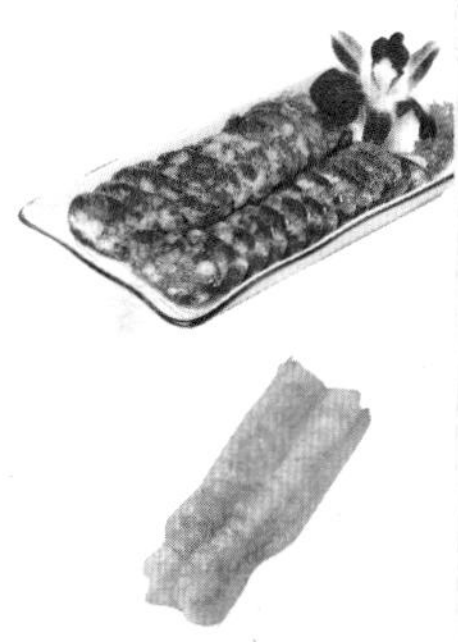

原因： 腊肠、油条、油饼、烤肉等食物在煎炸、烟熏、腌制等过程中会产生大量的致癌物质，这些致癌物质的产生与食品中添加的硝酸盐有关，或者与肉在熏制过程中产生的有毒物质有关。长期食用这些食物，对膀胱癌的病情不利。

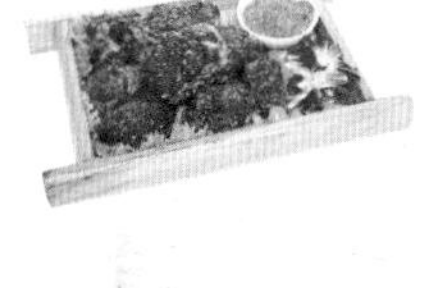

NO 禁食辛辣刺激、高糖高热量的食物

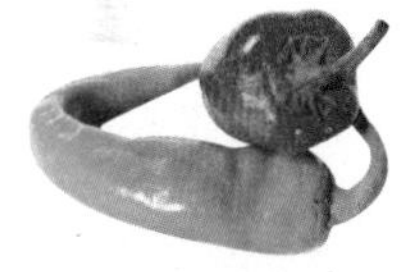

原因： 辣椒、花椒、白酒等均具有强烈的刺激性，可刺激膀胱的病灶，从而加重膀胱癌的病情。另外，白酒中含有的酒精成分还可直接损害神经以及内脏的功能，不利于膀胱癌患者的病情恢复。过多地食用甘蔗、蜂蜜等高糖高热量的食物，可加重肝脏的负担，还能促使瘤体的生长，加重膀胱癌患者的病情。

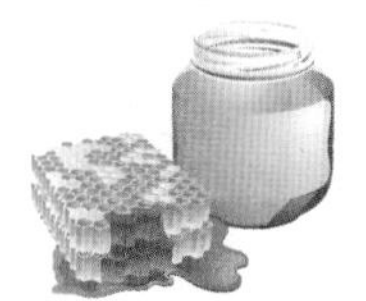

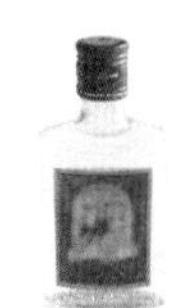

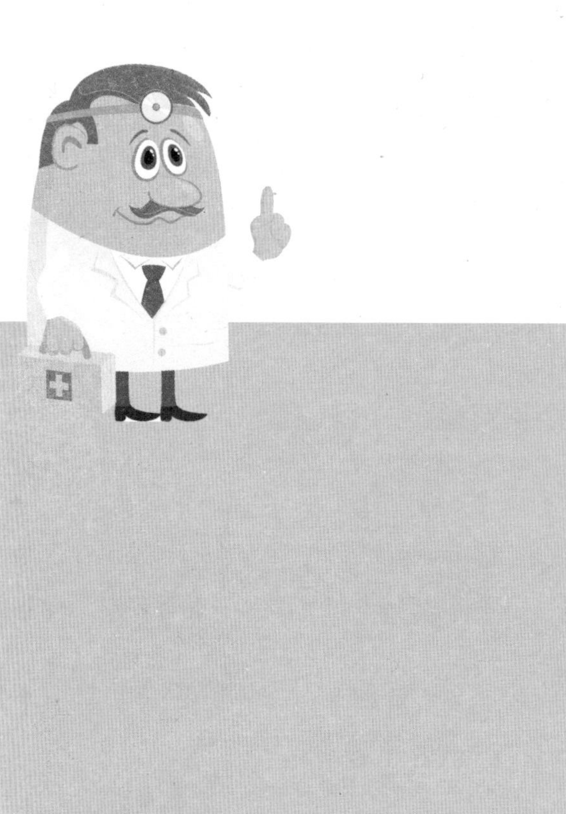
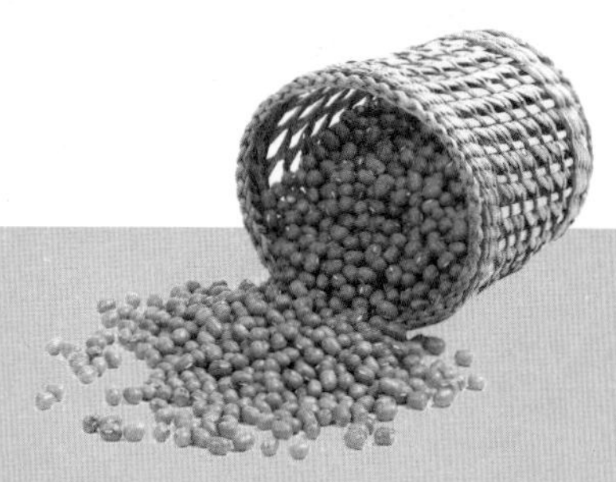
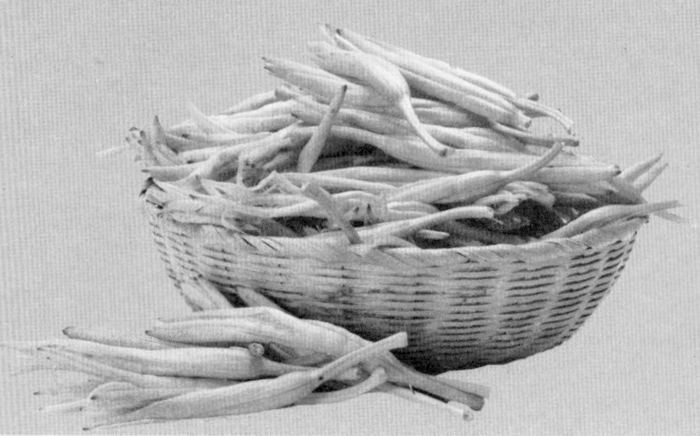

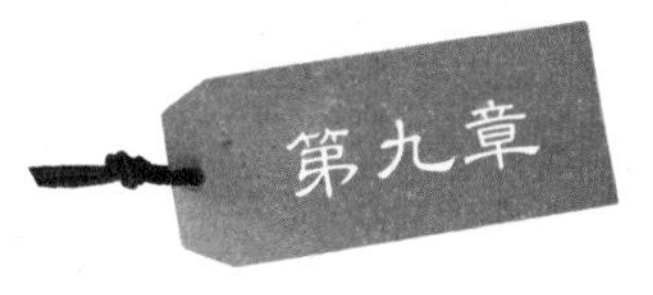

学会吃！快速调理妇科常见疾病

妇科疾病主要是指女性生殖系统疾病。女性生殖系统包括内、外生殖器及其相关组织，其中内生殖器包括阴道、子宫、输卵管及卵巢，外生殖器包括阴阜、阴唇、阴蒂、阴道前庭等。乳房也是女性的一个很重要的生殖器官。女性生殖系统的主要功能是分泌性激素、产生卵子并与精子相结合从而孕育后代。

妇科疾病严重影响着女性的健康，常见的妇科疾病有月经不调、阴道炎、乳腺炎、妊娠反应、乳汁不行、妇女绝经期综合征、乳腺癌、子宫癌等。

常见的妇科不适症状有小腹痛、痛经、月经不规律、乳房胀痛、白带异常、阴道出血、腰部酸痛等。

常用于食疗妇科疾病的食材有乌鸡、老鸭、苦瓜、绿豆、猪蹄、鲫鱼、牛奶、黄花菜、木耳、莲藕等。

常用于治疗妇科疾病的中药材有益母草、艾叶、当归、川芎、红花、黄檗等。妊娠妇女常用的药材有：苏叶、砂仁、苏梗、桑寄生、杜仲、阿胶等。

月经不调

月经失调，也称月经不调，表现为月经周期或出血量的异常，或月经前、经期时的腹痛及全身症状。包括痛经、月经提前、经期延长、经间期出血。

发病原因

引起月经不调的原因：长期的精神压抑、生闷气或遭受重大精神刺激；经期受寒冷刺激，使盆腔内的血管过分收缩；节食过度，机体能量摄入不足。

临床症状

痛经　在经期及其前后，出现小腹或腰部疼痛，甚至痛及腰骶。每随月经周期而发，严重者可伴恶心呕吐、冷汗淋漓、手足厥冷，甚至出现昏厥等现象。

月经提前　月经周期突然缩短，短于21天，且连续出现2个周期以上。

月经推迟　月经推后7天以上，甚至40 ~ 50天一行，并连续出现2个月经周期以上。

经期延长　月经周期与经量均正常，但经期超过7天以上，甚至2周月经才干净。

治疗原则

月经不调包括痛经、月经过多、月经先后不定期等诸多类型。对于痛经患者的治疗应以松弛子宫平滑肌为主，可适当缓解疼痛症状；对于月经过多者，治疗应以调经止血为主；对于月经期小腹冰凉、腰膝冷痛者，治疗应以温经散寒为主；对于月经颜色暗、有瘀血者，治疗应以活血化瘀为主。

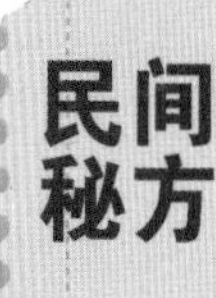

1. 取益母草20克与绿茶1克一同放入杯内，以适量的沸水冲泡，加盖闷5分钟即可。可调经利尿，适用于痛经、月经量少的患者。

2. 取艾叶500克，捣碎绞取汁液倒入杯中，加入适量白砂糖搅拌均匀即可。每次服30~50克，每日1次。可益气活血、调经止痛，适用于痛经的患者食用。

月经不调调理食谱

益母土鸡汤

原料

人参片 15 克，鸡腿 1 只，红枣 8 枚，益母草 10 克，盐 5 克

制作

1 将人参片、红枣、益母草均洗净；鸡腿剁块，入沸水汆烫后捞出，洗净。

2 鸡腿和人参片、红枣、益母草放入锅中，加 1000 毫升水，以大火煮开，转小火续炖 25 分钟。

3 起锅前加盐调味即成。

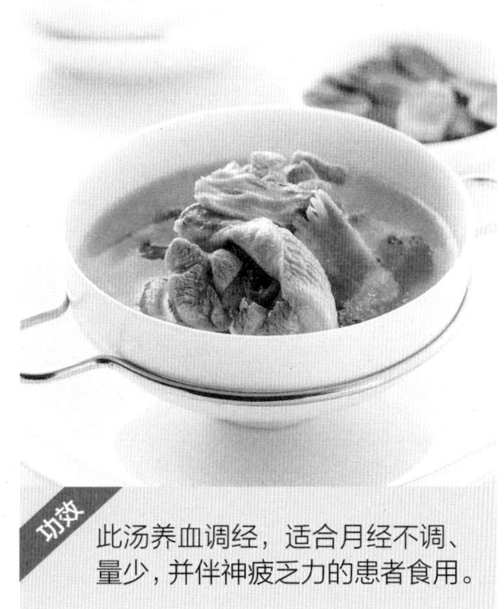

功效 此汤养血调经，适合月经不调、量少，并伴神疲乏力的患者食用。

活血乌鸡汤

原料

乌鸡腿 2 只，熟地、党参、黄芪各 15 克，当归、桂枝、枸杞各 10 克，川芎、白术、茯苓、甘草各 5 克，红枣 6 枚，盐适量

制作

1 鸡腿洗净剁块，汆烫后捞起洗净。

2 将所有药材均洗净，盛入炖锅，加入鸡块，加水至盖过材料，以大火煮开，转小火慢炖 50 分钟。

3 加盐调味即可。

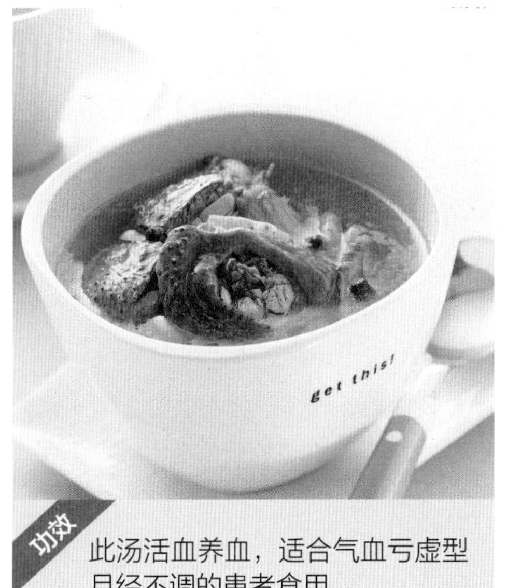

功效 此汤活血养血，适合气血亏虚型月经不调的患者食用。

当归芍药多味排骨

原料

排骨块 500 克，当归、熟地、芍药、丹参、川芎各 15 克，三七粉 10 克，米酒 1 瓶，盐适量

制作

1 将排骨块洗净，汆烫去腥，捞起。

2 将洗净的当归、芍药、熟地、丹参、川芎入水煮沸，下排骨块，加米酒，待水煮开，转小火续煮 30 分钟。

3 加入三七粉拌匀，加盐调味即可。

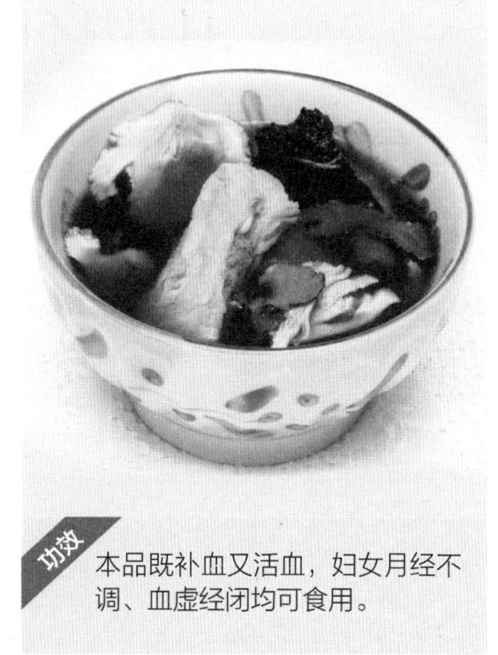

功效 本品既补血又活血，妇女月经不调、血虚经闭均可食用。

丹参桃红乌鸡汤

原料

丹参 15 克，红枣 10 枚，红花 2.5 克，桃仁 5 克，乌鸡腿 1 只，盐 8 克

制作

1 将红花、桃仁装在棉布袋内，扎紧；将乌鸡腿洗净剁块，汆烫后捞出；将红枣、丹参冲净。

2 将所有材料盛入锅中，加 6 碗水煮沸后，转小火炖约 20 分钟，待鸡肉熟烂，加盐调味即成。

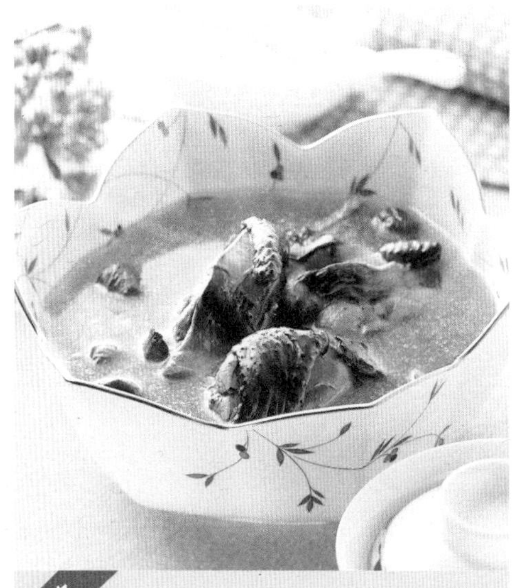

功效 本品可疏肝解郁，对气滞血瘀型面色暗的患者有很好的食疗作用。

月经不调患者的饮食禁忌

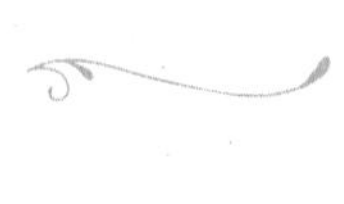

NO 禁食性味辛辣、燥热、油腻的食物

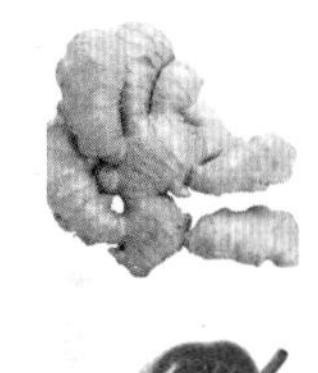

原因： 生姜、酒、辣椒等均有强烈的刺激性，可刺激血管，使血管扩张，引起经量过多或者痛经。白酒中通常还含有铅，铅是一种毒性很强的重金属，长期饮酒可导致慢性铅中毒，从而导致头痛、睡眠不好、记忆力减退等症状，加重月经不调患者的不适。肥肉、香肠、油条等食物含有大量的脂肪，过食可使血液的黏稠度增加，从而引发月经不调。

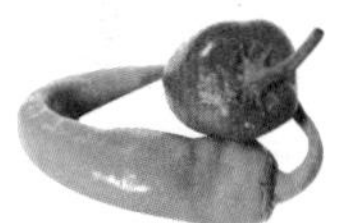

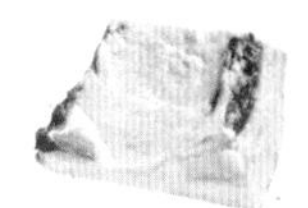

NO 禁食含咖啡因、茶碱、酒精的食物

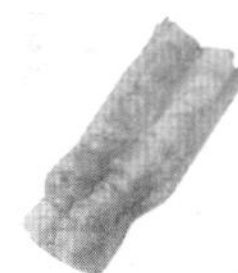

原因： 咖啡、可乐中含有的咖啡因以及浓茶中含有的茶碱均有刺激神经和血管的作用，食用后会增加月经不调患者焦虑和不安的情绪，也容易引起痛经、经期延长以及经量增多等症状。并且它们还会影响月经不调患者的睡眠质量，不利于病情的恢复。此外，浓茶中还含有鞣酸，它可与人体中的铁元素结合生成不溶性的物质，使铁的吸收减少，加重月经不调患者贫血的程度。

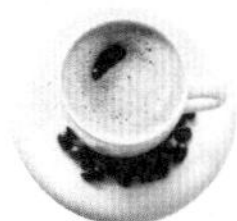

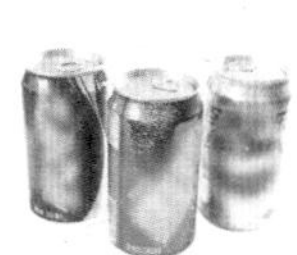

阴道炎

阴道炎是阴道黏膜及黏膜下结缔组织的炎症。常见的阴道炎有非特异性阴道炎、细菌性阴道炎、滴虫性阴道炎、霉菌性阴道炎、老年性阴道炎。

发病原因

引起阴道炎的因素包括：自然防御能力低下，性生活不洁或月经期不注意卫生，手术感染，或盆腔或输卵管邻近器官发生炎症。

临床症状

非特异性阴道炎 阴道有下坠感、灼热，伴小腹隐痛不适，全身乏力；白带增多，呈脓性、浆液性，有臭味；可引起尿频、尿急、尿痛。

细菌性阴道炎 白带增多稀薄，呈灰白色，泡沫状；阴道黏膜充血，散见出血点；外阴瘙痒并有灼痛感，阴部恶臭。

滴虫性阴道炎 白带增多，呈乳白色或黄色，有时为脓性白带，常呈泡沫状，有臭味，严重者有血性白带，尿痛、尿频、血尿等症状。

治疗原则

当人体缺乏维生素 B_2 时，阴道黏膜容易变薄、损伤阴道壁等，容易诱发阴道炎。因此，通过抗黏膜病变可防治此病。此外，阴道滴虫也是引起阴道炎的主要病因之一，只要能够杀灭阴道滴虫，也可以防治本病。

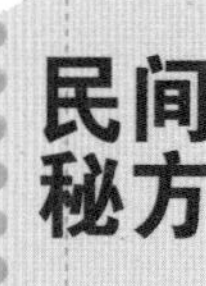

民间秘方

1. 取油菜叶 200 克，放进烧沸的水中煮 5 分钟后捞出，榨汁加盐调味饮用，每日 2~3 次。可杀菌解毒、祛瘀消肿，促进血液循环，适用于阴道炎患者。

2. 取黄檗、苍术、金银花、丹皮各 15 克，苦参 12 克、生甘草 6 克，一同煎水饮用，每日 3 次。可杀虫抑菌，适用于滴虫性阴道炎。

阴道炎调理食谱

大芥菜红薯汤

原料

大芥菜 450 克，红薯 500 克，姜 2 片，花生油、盐各 5 克

制作

1 大芥菜洗净，切段。

2 红薯去皮，洗净，切块。

3 锅中放入花生油、姜片、红薯爆炒 5 分钟，加入 1000 毫升水，煮沸后加入大芥菜，煲 20 分钟后加盐调味即可。

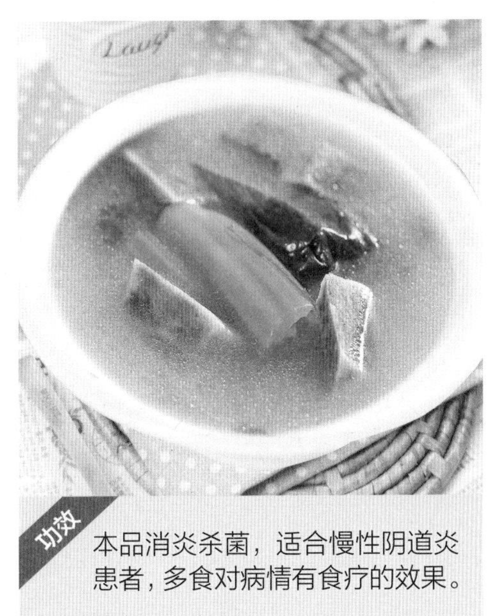

功效 本品消炎杀菌，适合慢性阴道炎患者，多食对病情有食疗的效果。

半枝莲蛇舌草茶

原料

半枝莲、白花蛇舌草各 50 克，桑葚 15 克，冰糖少许

制作

1 将半枝莲、白花蛇舌草、桑葚均洗净放入锅中。

2 锅中倒入清水，至盖满材料，以大火煮开，转小火慢煮 30 分钟。

3 直至药味熬出，加入冰糖，待冰糖溶化，大约 10 分钟后去渣取汁饮用即可。

功效 本品利水渗湿，适合阴道瘙痒、赤黄带下、尿少等症患者服用。

苦瓜败酱草瘦肉汤

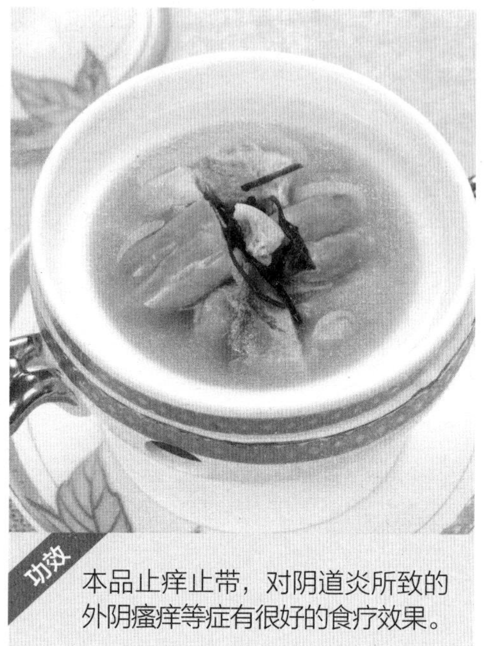

原料

猪瘦肉 400 克，苦瓜 200 克，败酱草 100 克，盐、鸡精各 5 克

制作

1 猪瘦肉洗净，切块，汆去血水；苦瓜洗净，去瓤，切片；败酱草洗净，切段。

2 锅中注水，烧沸，放入猪瘦肉、苦瓜慢炖。

3 1 小时后放入败酱草再炖 30 分钟，加入盐和鸡精调味即可。

功效 本品止痒止带，对阴道炎所致的外阴瘙痒等症有很好的食疗效果。

马齿苋瘦肉汤

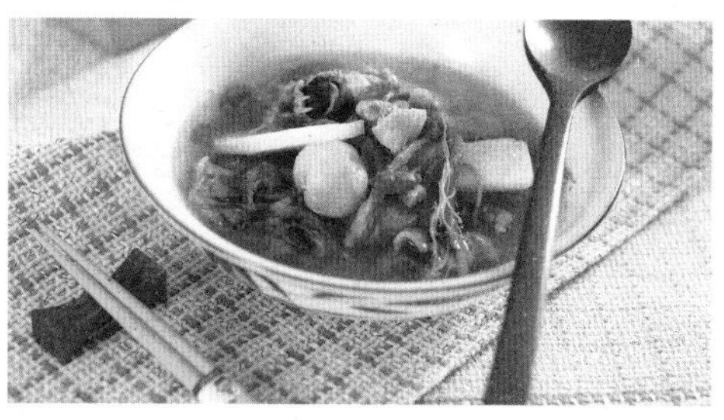

原料

猪瘦肉 200 克，马齿苋 100 克，绿豆 50 克，盐、鸡精各 5 克

制作

1 猪瘦肉洗净，切件，入沸水汆烫；马齿苋洗净，切段；绿豆洗净，用水浸泡。

2 将猪瘦肉、马齿苋、绿豆放入锅中，加入适量清水慢炖 1 小时。

3 调入盐和鸡精即可。

功效 本品止痒止带，对白带异味等阴道炎症的患者有一定的食疗作用。

阴道炎患者的饮食禁忌

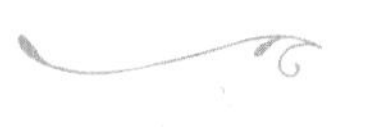

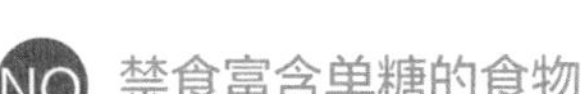

NO 禁食富含单糖的食物

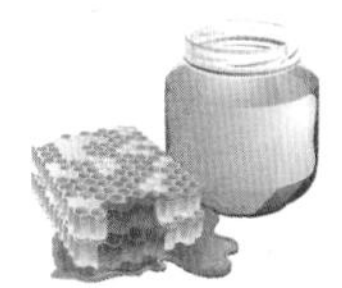

原因： 对于女性来说，正常的阴道内即有白色念珠菌寄生，在这种平衡环境下的细菌寄生对人体是没有什么影响的。但是，当局部的环境发生改变时就容易引发病变。若过多地食用蔗糖、蜂蜜、乳酪、花生、水果干等富含单糖的食物，可促进白色念珠菌的繁衍，从而导致霉菌性阴道炎的发生。

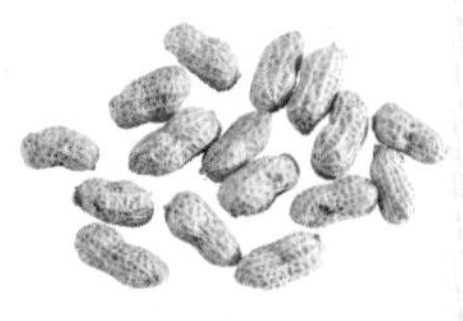

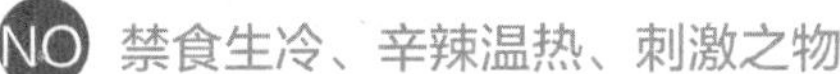

NO 禁食生冷、辛辣温热、刺激之物

原因： 冰激凌的温度很低，甚至接近0℃，而人体的正常体温为37℃，如此悬殊的温差会刺激阴道的炎症病灶，促使其局部充血、水肿，从而加重阴道炎的病情。螃蟹属于腥臊发物，食用后容易导致外阴瘙痒加重，不利于阴道炎的病情。羊肉、狗肉等性温热的食物可助长阴道炎患者的湿热之毒，从而加重阴道炎的病情。

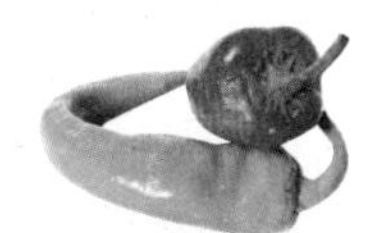

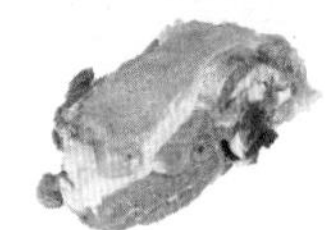

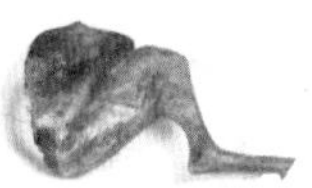

妊娠反应

妊娠反应是指孕妇在早孕期间经常食欲不振。一般于停经40天左右开始，孕12周以内反应消退，少数孕妇会出现频繁呕吐。

发病原因

妊娠反应主要与体内激素作用机制和精神状态的平衡失调有关，由于雌性激素及体内绒毛膜促性腺激素增多，导致孕妇产生怀孕初期的妊娠反应。

临床症状

轻症　早孕期间经常出现择食、食欲不振、厌油腻、轻度恶心、流涎、呕吐、头晕、倦怠乏力、嗜睡等症状。一般于停经40天左右开始，孕12周以内反应消退。对生活、工作影响不大，可不做特殊处理。

重症　孕妇出现频繁呕吐，不能进食，导致营养不足、体重下降、极度疲乏、脱水、口唇干裂、皮肤干燥、眼球凹陷、酸碱平衡失调等，甚至出现水、电解质代谢紊乱严重、肝肾功能衰竭等危及生命的病症。

治疗原则

呕吐是大多数孕妇的妊娠反应症状，但有少数孕妇妊娠反应特别严重，无论吃不吃都吐。这样长时间剧烈呕吐必然会引起孕妇机体生理失衡，进而影响胎儿的发育。因此，抑制呕吐是治疗本病的关键。其次，妊娠反应严重也与孕妇个人的脾胃功能差有关。因此，增强脾胃功能也能缓解此症状。此外，孕妇饮食宜选择容易消化、吸收的食物。

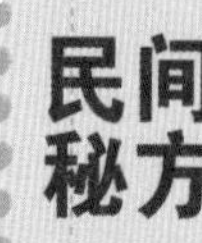

民间秘方

1. 取砂仁、白豆蔻各6克，粳米150克，加水一起熬粥。有健脾和胃、调气降逆的功效，适用于妊娠呕吐者。

2. 取党参30克、粳米150克，一同放入炖锅内，注入清水800毫升，先以大火烧沸，转文火继续炖35分钟，放入白糖调味即可食用。有健脾和胃、止呕吐的功效，适用于妊娠呕吐者。

妊娠反应调理食谱

苏叶砂仁鲫鱼汤

原料

紫苏叶、砂仁各10克，枸杞叶100克，鲫鱼1条，橘皮、姜片、盐、味精、香油各适量

制作

1 将紫苏叶、枸杞叶均洗净，鲫鱼处理干净。

2 紫苏叶、枸杞叶、鲫鱼一同放入砂锅，加水，烧开，加入橘皮、姜片和盐，转小火煮熟。

3 加入砂仁，搅拌化开，加味精，淋上香油即可。

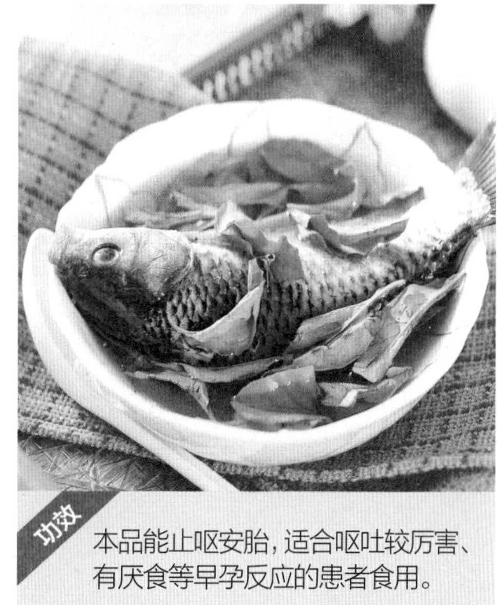

功效 本品能止呕安胎，适合呕吐较厉害、有厌食等早孕反应的患者食用。

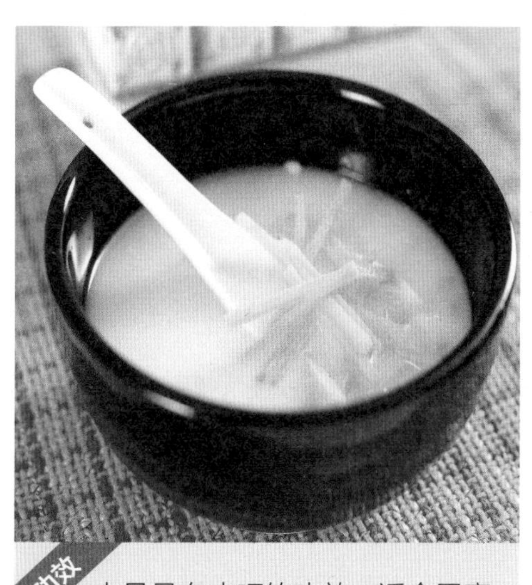

功效 本品具有止呕的功效，适合胃寒呕吐的早孕反应患者食用。

生姜牛奶

原料

鲜牛奶200毫升，生姜10克，白糖20克

制作

1 生姜去皮，洗净，切丝。

2 将鲜牛奶、生姜合在一起，煮沸。

3 加入白糖调味即可。

猪肚炒莲子

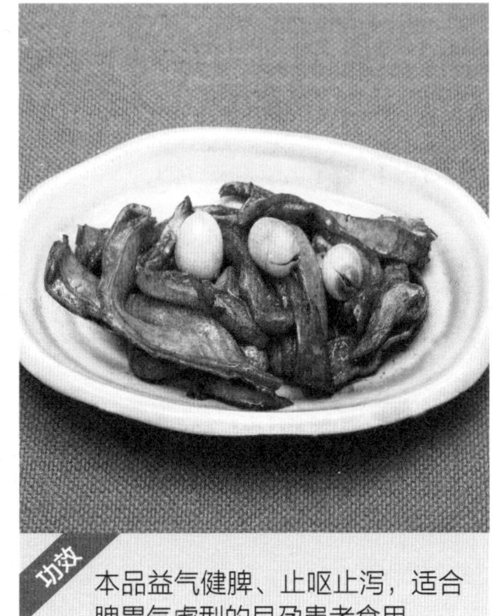

原料

猪肚 1 个，莲子 40 粒，香油、盐、葱末、姜末、蒜末适量

制作

1 猪肚洗净，刮除残留在猪肚里的余油。

2 莲子用清水泡发，去除苦心，装入猪肚内，用线将猪肚的口缝合。

3 将猪肚入沸水中氽烫，清炖至猪肚完全熟烂。

4 捞出洗净，将猪肚切成丝，与莲子一起装入盘中，加香油、盐、葱末、姜末、蒜末拌匀即可食用。

功效

本品益气健脾、止呕止泻，适合脾胃气虚型的早孕患者食用。

鲫鱼生姜汤

原料

鲫鱼 1 条，生姜 30 克，枸杞、盐各适量

制作

1 将鲫鱼处理干净切花刀；生姜去皮洗净，切片备用。

2 净锅上火倒入水，下入鲫鱼、姜片、枸杞烧开，调入盐煲至熟即可。

功效

本品具有健脾止呕的功效，适合脾胃虚寒型妊娠呕吐的患者食用。

妊娠反应患者的饮食禁忌

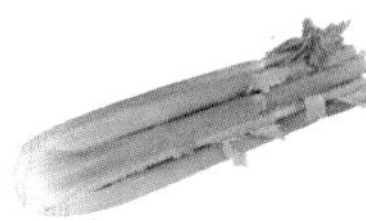

NO 禁食富含粗纤维的食物

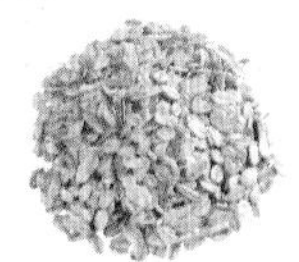

原因： 有妊娠反应的孕妇胃酸分泌减少以及胃排空时间延长，此时应进食一些清淡容易消化的食物。而大麦芽、燕麦、芹菜、韭菜等都含有大量的粗纤维，不容易消化，会加重孕妇的胃肠负担，从而加重恶心呕吐的症状。而且像芹菜、韭菜等食物，还有产气的作用，容易引起腹胀，加重孕妇的不适。

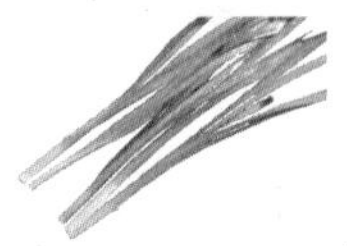

NO 禁食辛辣刺激性食物

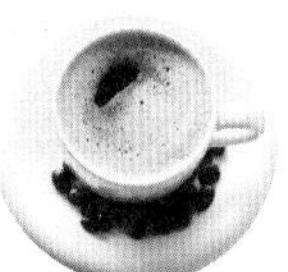

原因： 咖啡、花椒、白酒等食物具有强烈的刺激性，可刺激有妊娠反应的孕妇，使其呕吐的症状加重，增加不适感。白酒中的酒精还可能引发孕妇的变态反应，也不利于胎儿的发育。咖啡中含有的咖啡因和浓茶中含有的茶碱均有兴奋中枢神经的作用，不利于妊娠反应孕妇的睡眠，因此不宜饮用。

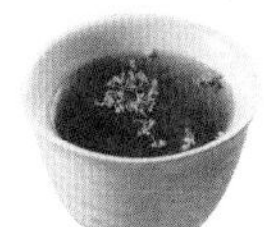

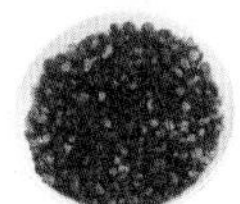

绝经期综合征

妇女绝经期综合征是指更年期妇女由于雌激素水平下降，卵巢功能减退，垂体功能亢进，分泌过多的促性腺激素，引起自主神经紊乱而导致的一系列症状。

发病原因

本病多因身体上的生理变化加上个人经历和心理负担，对心理比较敏感的绝经期妇女来说，生理上的不适更易引起心理的变化，从而引发各种绝经期症状。

临床症状

精神方面　情绪复杂多变、易紧张激动、心情烦躁、易动怒、敏感多疑、倦怠嗜睡、记忆力减退、精神不集中等。

生理方面　月经紊乱，或月经量减少甚至绝经，阴毛及腋毛脱落，阴道干涩、分泌物减少，性欲减退等。

全身其他症状　面部阵阵潮热、手足心热、盗汗、腰膝酸软、心悸失眠、神疲乏力、食欲不振、饮食减少等。

治疗原则

女性绝经后，卵巢萎缩，不再分泌雌激素，从而会加重心情烦躁、老年痴呆、性欲低下、骨质疏松等一系列病症。所以，经常补充雌激素，可有效缓解绝经期诸多不适症状。中医认为妇女绝经期“肾气衰、天癸竭”。因此，滋补肝肾可有效缓解绝经期综合征，同时还应健脾、益气、补血。另外，宜补充蛋白质、铁、铜、叶酸、维生素 C 及维生素等。

民间秘方

1. 取灵芝 9 克、蜜枣 8 枚，一起放入锅中，加水煎 20 分钟，灵芝丢弃，留蜜枣及汁，加入蜂蜜搅匀即可，吃枣喝汁，每日早、晚各 1 杯。有养血补虚的功效，适合绝经期妇女饮用。

2. 取地骨皮、当归各 10 克、五味子 6 克，一起入锅煎汁饮用。有凉血补血、敛阴止汗的功效，适合绝经期妇女食用。

绝经期综合征调理食谱

山茱萸丹皮炖甲鱼

原料

山茱萸 50 克，丹皮 20 克，甲鱼 1 只，葱段、姜片、盐、味精各适量

制作

1. 甲鱼处理干净，放入砂锅内炖；山茱萸、丹皮洗净，放入另一只锅内，加入水，煮 20 分钟左右。
2. 将煮好的水和药料倒入炖甲鱼的砂锅内，然后再放入葱段、姜片。
3. 用小火炖 1 小时左右，放入盐、味精调味即可。

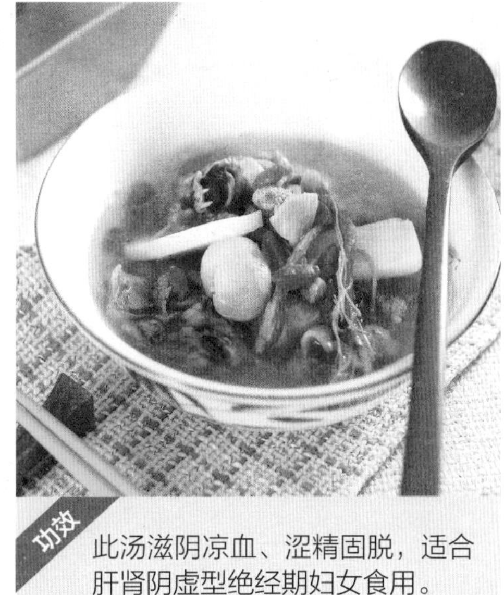

功效 此汤滋阴凉血、涩精固脱，适合肝肾阴虚型绝经期妇女食用。

麦枣桂圆汤

原料

小麦 25 克，葵花子 20 克，红枣 5 枚，桂圆肉 10 克，冰糖适量

制作

1. 将红枣洗净，用温水稍浸泡。
2. 小麦、葵花子、桂圆肉均洗净。
3. 小麦、红枣、桂圆肉、葵花子、冰糖同入锅中，加水煮汤即可。

功效 本品具有养血安神的功效，可缓解妇女绝经期烦躁易怒等症状。

鸭子炖黄豆

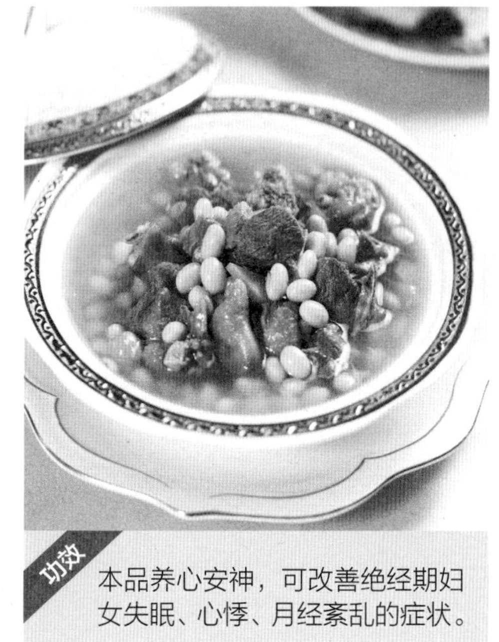

原料

鸭半只，黄豆200克，夜交藤10克，姜片5克，盐、味精各适量，高汤750毫升

制作

1 将鸭处理干净，斩块；黄豆、夜交藤均洗净，备用。

2 将鸭块与黄豆一起放入锅中汆水后捞出。

3 高汤倒入锅中，放入鸭块、黄豆、夜交藤、姜片，炖上1小时后加盐、味精调味即可。

功效 本品养心安神，可改善绝经期妇女失眠、心悸、月经紊乱的症状。

山药黄精炖鸡

原料

黄精30克，山药100克，鸡肉1000克，盐4克

制作

1 将鸡肉洗净，切块；黄精、山药洗净。

2 把鸡肉、黄精、山药一起放入炖盅内。

3 隔水炖熟，下入盐调味即可。

功效 本品具有健脾补虚的功效，可改善绝经期妇女腰膝酸软等症状。

绝经期综合征患者的饮食禁忌

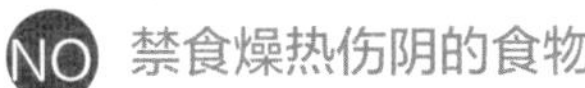

NO 禁食燥热伤阴的食物

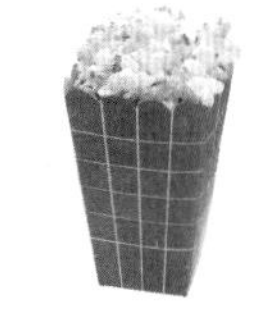

原因：中医认为，爆米花属于助燥伤阴的食物，“炒米虽香，性燥助火，非中寒便泻者忌之。”更年期综合征者多为阴虚火旺体质，不宜食用。而花生、蚕豆、黄豆等原本为性平之物，但是经过炒制后，由于“结合水”氢键被破坏掉，变成了性燥热、易上火伤阴的食物了，故阴虚火旺的绝经期综合征者不宜食用。

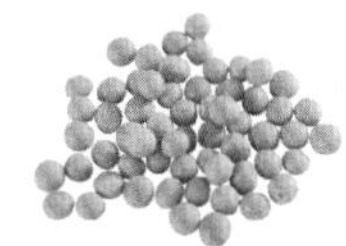

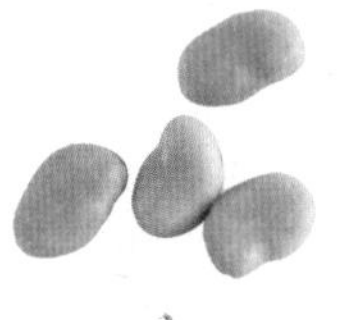

NO 禁食辛辣刺激性食物

原因：辣椒、葱等食物均具有强烈的刺激性，会刺激交感神经，使绝经期综合征患者处于兴奋状态，加重其敏感、烦躁等症状。而且辣椒、胡椒、葱、蒜、芥末、白酒均属于性温热之品，阴虚火旺的绝经期综合征者不宜食用。咖啡中的咖啡因和浓茶中的茶碱会妨碍机体对钙质的吸收，使原本就相对缺钙的绝经期综合征妇女更容易发生骨质疏松。

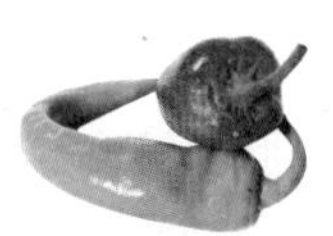

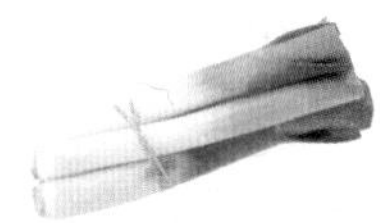

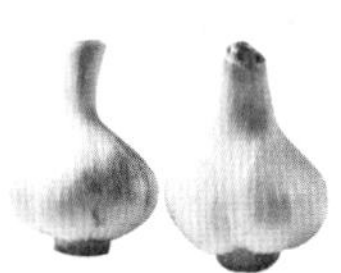

乳腺癌

乳腺癌是乳腺导管上皮细胞在各种内外致癌因素作用下，细胞失去正常特性而增生，以致超过自我修复限度而发生癌变的疾病。

发病原因

乳腺癌的致病因素包括：雌激素的长期刺激、家族遗传、乳腺非典型性增生、高脂肪物质摄入过多、长期接受水平电离辐射以及长期精神情志不畅等。

临床症状

乳房肿块 乳房肿块是乳腺癌最常见的表现，肿块质地较硬、边缘不清、按之不痛。

乳头改变 乳头溢液多为良性改变，但对 50 岁以上且有单侧乳头溢液者应警惕发生乳癌的可能性；乳头凹陷、瘙痒、脱屑、糜烂、溃疡、结痂等湿疹样改变。

乳房皮肤及轮廓改变 可形成酒窝样皮肤水肿，而毛囊处凹陷形成橘皮样；当皮肤广泛受侵时，可在表皮形成多数坚硬小结节或小条索，甚至融合成片。炎性乳腺癌会出现乳房明显增大、皮肤充血红肿、局部皮温增高等症状。

治疗原则

乳腺癌是由于乳房上皮细胞在多种致癌因子的作用下所致。因此，激活体内的 T 淋巴细胞，可以溶解杀死癌细胞，从而可以有效防治乳腺癌。此外，中医治疗乳腺癌可采用软坚散结、破血化瘀的治疗方法，来软化癌肿硬结。

民间秘方

1. 取忍冬花、夏枯草、蒲公英各 15 克，一同入锅加水，煎取药汁，加入白糖搅匀即可饮用。有软坚散结、清热解毒的功效，适合乳腺癌患者。

2. 取海马、炙山甲各 10 克，蜈蚣 6 克，一同研为细末，冲入料酒饮用，每日 1 次。有防癌抗癌的作用，适用于乳腺癌患者。

乳腺癌调理食谱

黑芝麻拌莴笋丝

原料

莴笋 300 克，熟黑芝麻少许，盐、味精、醋、生抽各适量

制作

1 莴笋去皮，洗净，切丝。

2 锅内注水烧沸，放入莴笋丝焯熟后，捞起沥干并装入盘中。

3 加入盐、味精、醋、生抽拌匀，撒上熟黑芝麻即可。

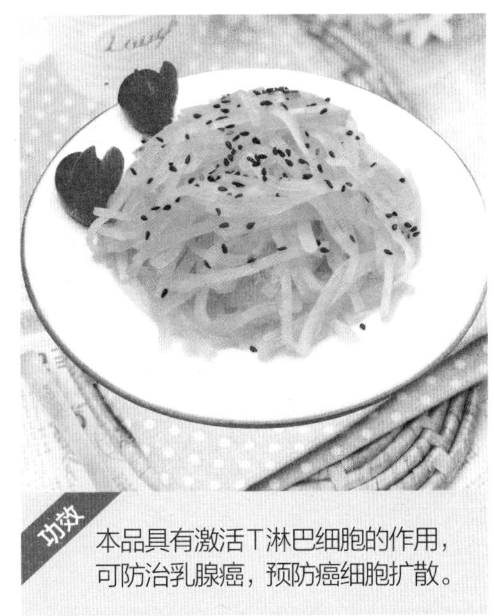

功效 本品具有激活T淋巴细胞的作用，可防治乳腺癌，预防癌细胞扩散。

青皮烧兔肉

功效 本品理气散结、疏肝解郁，适合乳腺纤维瘤等疾病的患者食用。

原料

兔肉 150 克，青皮 12 克，盐、葱段、蒜末、姜末、酱油、料酒、味精、醋、香油、食用油各适量

制作

1 将兔肉洗净切丁，用盐、蒜末、姜末、料酒、少许酱油稍腌渍。

2 锅中放油，将兔肉炒至肉色发白，放入青皮、葱段继续翻炒。

3 待兔肉丁熟时，加酱油、醋和味精，收干水分，淋上香油即成。

佛手萝卜荸荠汤

原料

胡萝卜 100 克，佛手瓜 75 克，荸荠 35 克，盐、姜末、香油、胡椒粉、食用油各适量

制作

1 将胡萝卜、佛手瓜、荸荠均去皮，洗净，切丝，备用。

2 净锅上火注油烧热，将姜末爆香。

3 下入胡萝卜、佛手瓜、荸荠煸炒，锅内加入适量水烧开，调入盐、胡椒粉，淋入香油即可。

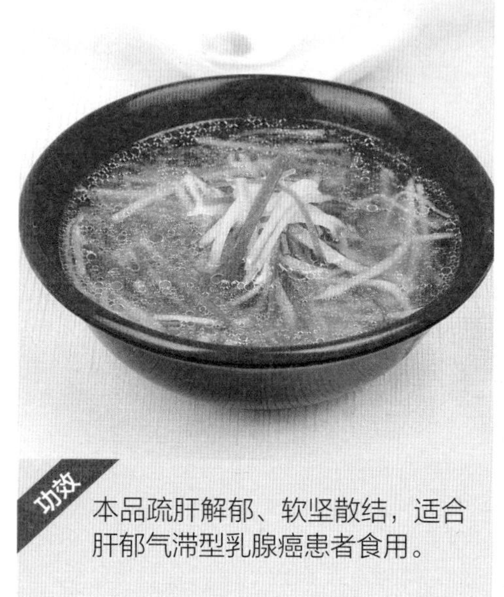

功效 本品疏肝解郁、软坚散结，适合肝郁气滞型乳腺癌患者食用。

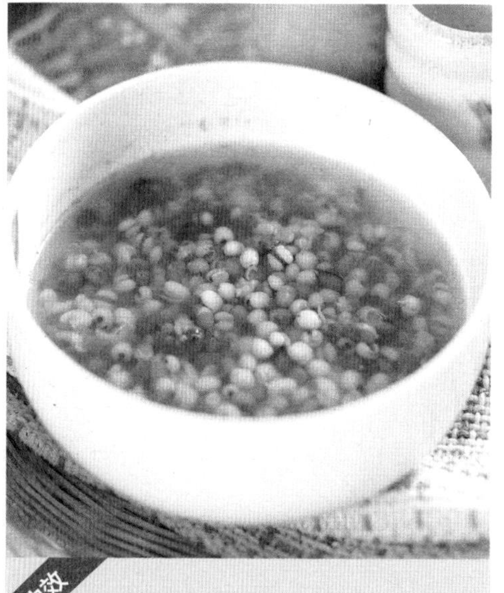

功效 本品具有排脓消肿的功效，对乳腺癌患者有很好的食疗作用。

绿豆薏米汤

原料

薏米、绿豆各 80 克，蜂蜜 10 毫升

制作

1 绿豆、薏米洗净。

2 以上材料放入锅内，加适量水，用文火炖至熟，关火后闷数分钟，待稍凉后调入蜂蜜即可。

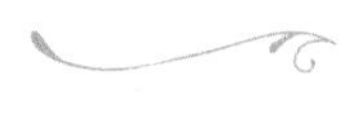

乳腺癌患者的饮食禁忌

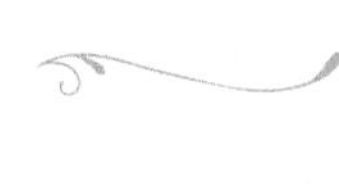

NO 禁食高脂肪、辛辣刺激性食物

原因： 肥肉等属于高脂肪的食物，现代研究证明，摄入过多的脂肪与乳腺癌的发生有一定的相关性。辣椒、葱、姜、蒜、桂皮均具有强烈的刺激性，且皆为性燥热之品，助长邪毒之气，会加重病情。另外，乳腺癌后期的患者常常会伴有溃疡，食用这些具有刺激性的食物，会对其形成刺激，加重溃疡的程度。

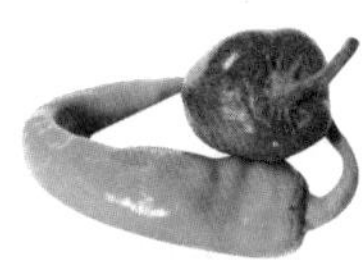

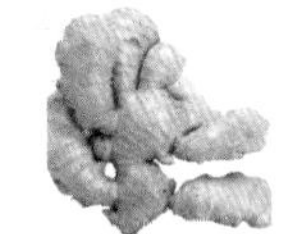

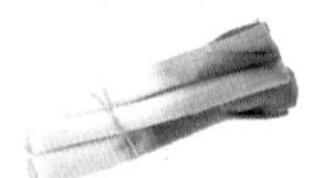

NO 禁食含咖啡因、茶碱的食物

原因： 咖啡、可乐中含有的咖啡因是一种黄嘌呤生物碱化合物，有兴奋人的中枢神经的作用，多饮咖啡会影响睡眠质量，久之还可引起神经衰弱，不利于乳腺癌患者病情的恢复。此外，咖啡因还有升高雌激素的作用，从而增大乳腺炎患者患乳腺癌和子宫内膜癌等病症的危险。浓茶中含有的茶碱也具有和咖啡因一样的兴奋中枢神经的作用，也不宜食用。

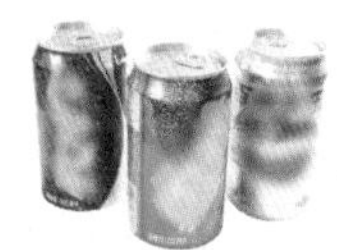

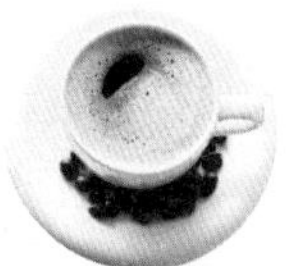

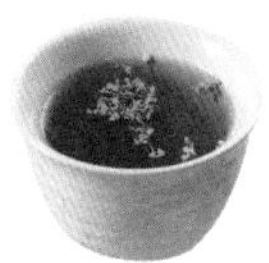

子宫癌

子宫癌是最常见的女性生殖器官恶性肿瘤，是指发生在子宫的恶性肿瘤，常见的有宫颈癌。多产及性生活紊乱的妇女有较高的患病率。

发病原因

导致子宫癌的重要诱因包括：性生活过早，单纯疱疹病毒Ⅱ型、人乳头瘤病毒、人巨细胞病毒等病毒的感染，真菌感染，宫颈糜烂等。

临床症状

阴道出血　70%以上的患者会出现不规则阴道出血，尤其是接触性出血（即性生活后或妇科检查后出血）和绝经后阴道出血是宫颈癌患者的主要症状。

阴道分泌物　白带增多，呈白色稀薄、水样、米泔样或呈血性白带，有腥臭味。当癌组织破溃感染时，分泌物可为脓性，伴恶臭。

宫颈重度糜烂　妇科检查时，宫颈糜烂较严重，有的呈菜花状，部分患者子宫体积增大，尤其是年轻女性宫颈糜烂经久不治，或是更年期后仍有宫颈糜烂的患者应该引起重视。

治疗原则

子宫癌患者不仅要承受心理上的压力，还要时刻忍受癌症带来的疼痛，这都是由于子宫癌细胞的存在所造成的。因此，如果能够阻断癌细胞的营养，便可以有效地杀死癌细胞，也就能防治子宫癌。此外，子宫癌的主要症状是不规则阴道流血，治疗宜消炎止血、清热解毒。

民间秘方

1. 取无花果20克、粳米100克，一起入锅，煮粥食用，每日1次，每次吃粥100克。有软坚散结的功效，对于子宫癌可起到辅助疗效。

2. 取牡丹皮、桂枝、茯苓、桃仁、赤芍各15克，一起放入瓦锅内加适量水煎汁饮用，每次饮150毫升，每日3次。有抗癌消肿、祛瘀血的功效，适合子宫癌初期患者。

子宫癌调理食谱

木耳藕节炖猪肉

原料

黑木耳、藕节各 15 克，猪瘦肉 100 克，冰糖 10 克

制作

1 黑木耳洗净，泡发；藕节洗净，切成大块。

2 猪瘦肉洗净，切成丁。

3 将瘦肉丁、黑木耳、藕块放入砂锅中，加水炖熟后加入冰糖调味即可。

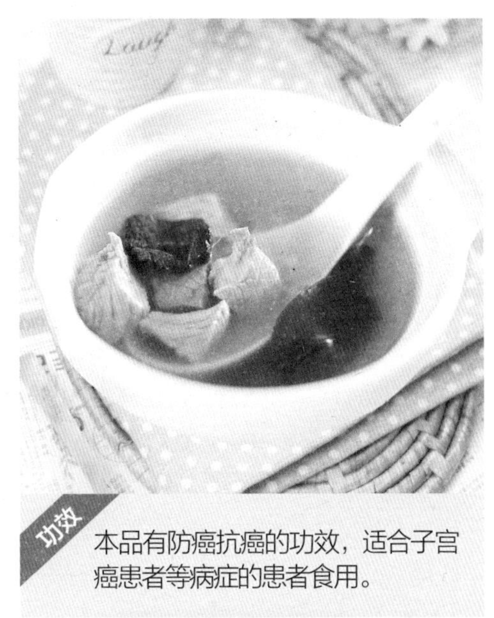

功效 本品有防癌抗癌的功效，适合子宫癌患者等病症的患者食用。

香菇豆腐汤

原料

鲜香菇 100 克，豆腐 90 克，水发竹笋 20 克，三棱 10 克，清汤适量，盐 5 克，香菜 3 克

制作

1 将鲜香菇洗净，切片；豆腐洗净，切片；水发竹笋切片；三棱洗净。

2 净锅上火倒入清汤，调入盐，下入香菇、豆腐、水发竹笋、三棱煲至熟。

3 撒入香菜即可。

功效 本品具有清热利湿的功效，对子宫癌有一定的食疗效果。

无花果饮

原料

无花果 30 克，僵蚕 15 克，重楼 12 克，白砂糖适量

制作

1 将无花果、僵蚕、重楼分别洗净。

2 净锅上火，加入适量水，放入无花果、僵蚕、重楼，大火烧沸，然后改小火煎 25 分钟。

3 去渣取汁，加入白砂糖搅匀即可。

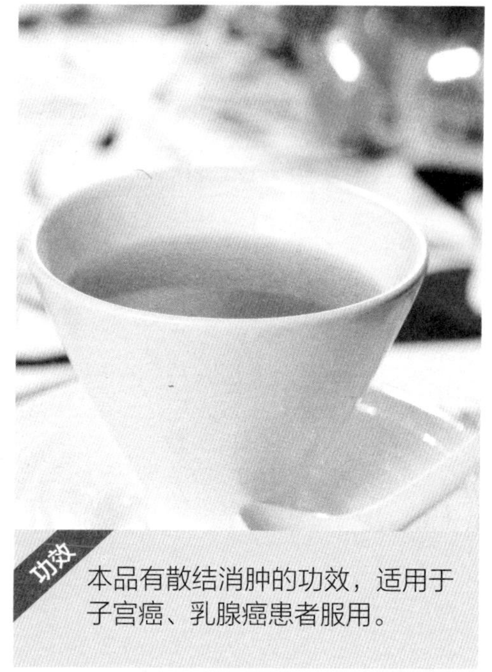

功效 本品有散结消肿的功效，适用于子宫癌、乳腺癌患者服用。

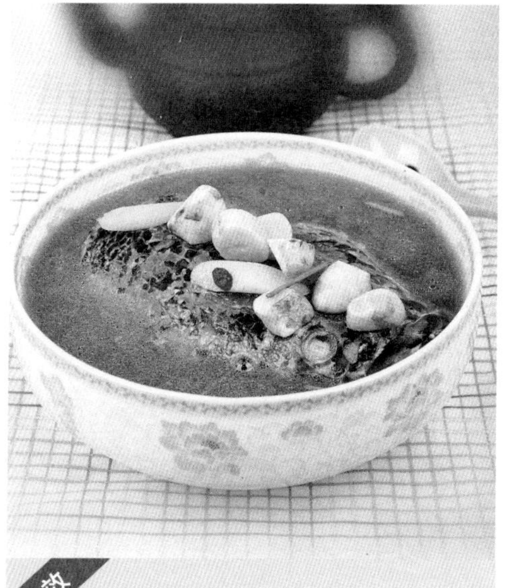

功效 本品具有清热解毒、消炎抗癌的作用，适合子宫癌患者食用。

大蒜芦笋煲鱼头

原料

生鱼头 200 克，芦笋 150 克，大蒜 30 克，花生油、盐、鸡精、酱油、香菜末、清汤各适量

制作

1 将生鱼头洗净，一分为二；芦笋洗净，切小块；大蒜洗净，去两头。

2 炒锅上火倒入花生油，下入蒜煸香，倒入清汤，下入生鱼头、芦笋，调入盐、鸡精、酱油煲至熟。

3 撒入香菜末即可。

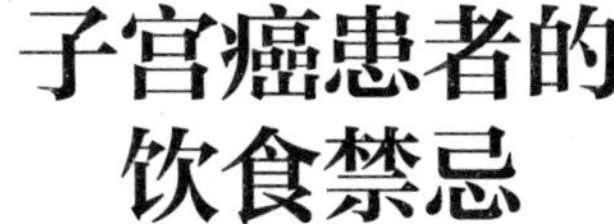

子宫癌患者的饮食禁忌

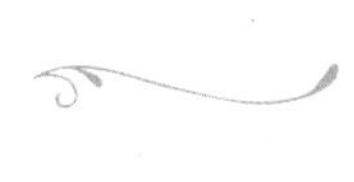

禁食辛辣刺激性食物

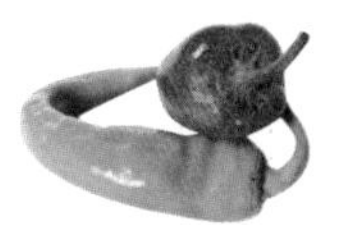

原因： 辣椒、羊肉、狗肉等食物均是性温热之品，食用后可助热上火，加重子宫癌患者的湿热瘀毒积滞，从而加重病情。关于羊肉的食用禁忌，《金匮要略》中也有记载曰："有宿热者不可食之"。关于狗肉的食用禁忌，《本草经疏》中早有记载："发热动火，生痰发渴，凡病人阴虚内热，多痰多火者慎勿食之"。故子宫癌患者应慎食这类食物。

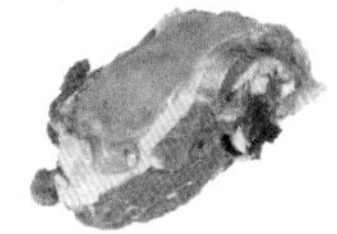

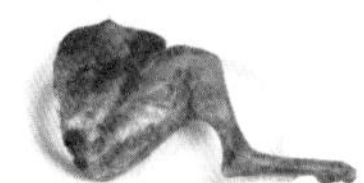

禁食含咖啡因、茶碱的食物

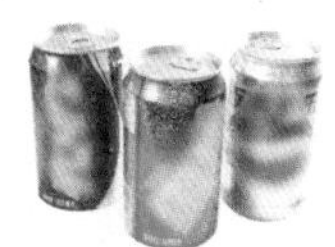

原因： 咖啡、可乐中含有的咖啡因是一种黄嘌呤生物碱化合物，有兴奋人的中枢神经的作用，多饮咖啡会影响睡眠质量，久之还可引起神经衰弱，不利于子宫癌患者病情的恢复。此外，咖啡因还有升高雌激素的作用，从而增大乳腺炎患者患乳腺癌和子宫内膜癌等病的危险。浓茶中含有的茶碱也具有和咖啡因一样的兴奋中枢神经的作用，不宜食用。

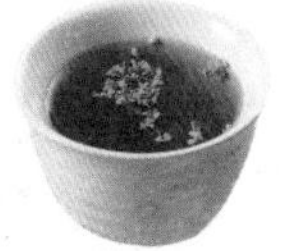

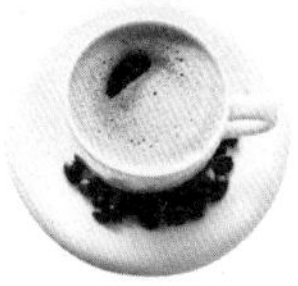

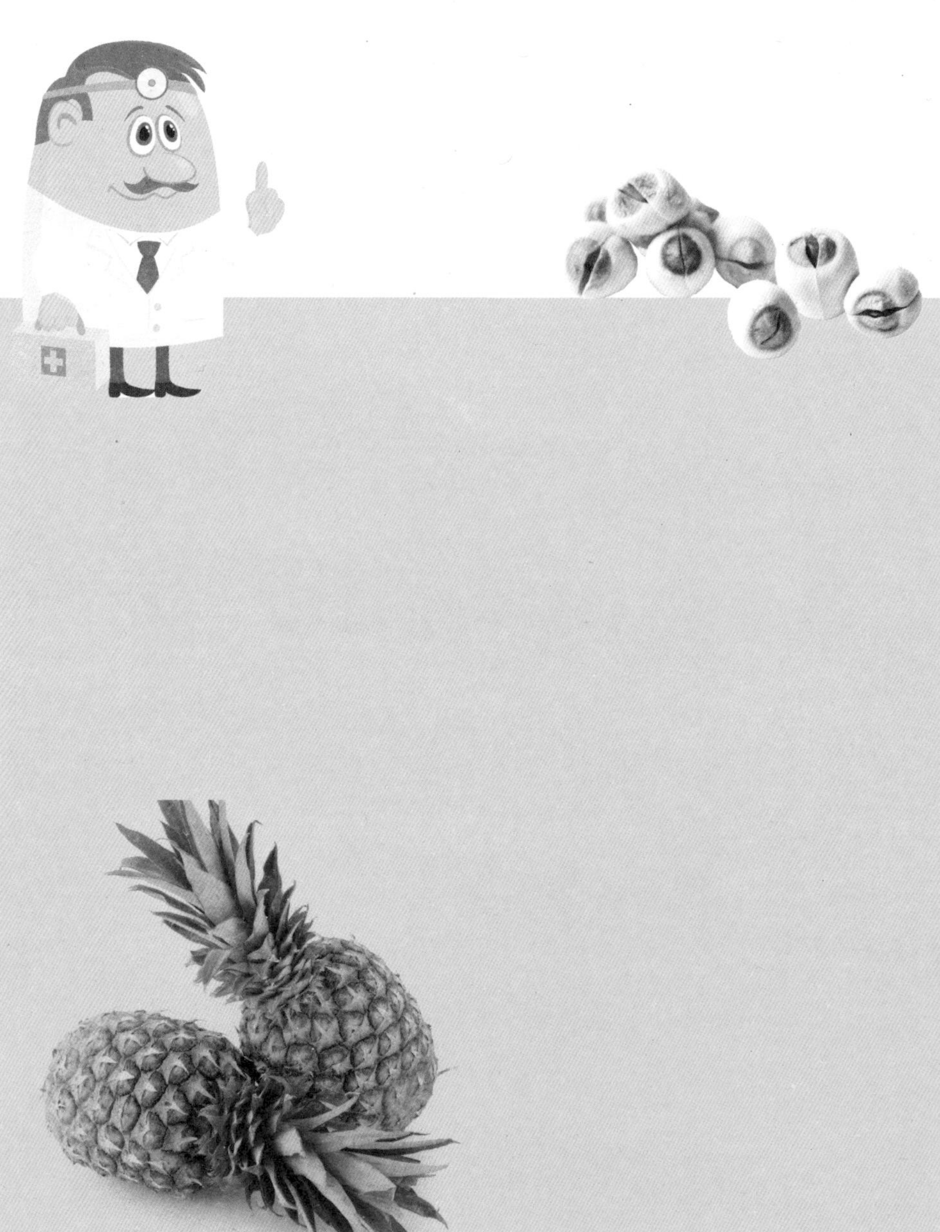

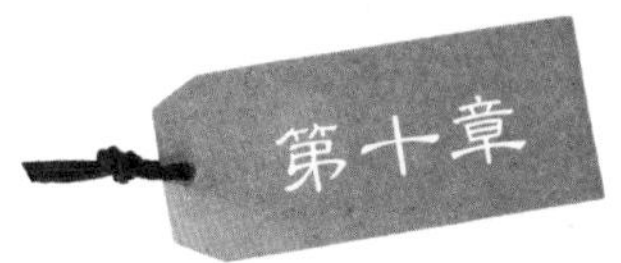

第十章 学会吃！快速调理儿科常见疾病

儿科疾病指的是儿童易患的疾病，这里说的儿童包括新生儿（从出生后脐带结扎开始，至满28天）、婴儿（出生28天后至1周岁）、幼儿（1周岁后至3周岁）、学龄前期（3周岁后至7周岁）、学龄期（7周岁后至青春期来临，一般女孩12岁，男孩13岁）。

小孩脏腑娇嫩，机体的抵抗力也较差，所以容易发病，并且变化迅速，因此要积极治疗，不能怠慢。

常见的儿科疾病有小儿流涎、小儿厌食症、小儿疳积、小儿腹泻、小儿遗尿、小儿惊风、小儿夏热、小儿单纯性肥胖、百日咳等。

常用于食疗儿科疾病的食材有猪肚、牛肚、猪肠、瘦肉、扁豆、苹果、薏米、鲫鱼、牛奶、薄荷、菠萝、粳米、莲子、芝麻等。

常用于治疗儿科疾病的中药材有益智仁、山药、佛手、石榴皮、芡实、金樱子、覆盆子、山茱萸、石决明、蝉蜕、川贝、白术、党参、茯苓等。

小儿厌食症

小儿厌食症是指小儿较长时期食欲不振，甚至拒食的一种常见病症。多发于3~6岁的儿童。如果长期得不到矫正，会引发营养不良，甚至畸形。

发病原因

造成小儿厌食的因素有：不良的饮食习惯（过多地吃零食打乱了消化活动的正常规律，会使小儿没有食欲）；微量元素缺乏，如缺锌。

临床症状

轻症　患儿食欲减退，不思饮食，饭量显著减少，但身体的其他状况尚好。

重症　患儿除厌食外，还伴有腹部胀满、腹泻、呕吐等症状，严重的厌食者会出现营养不良、生长发育迟缓等症状。

治疗原则

研究证明，小儿缺锌后，味觉敏感度会明显下降，吃东西味同嚼蜡，食欲减退，出现厌食症状。所以，治疗当从补锌、提高味觉敏感度着手。其次，缺铁性贫血也会导致小儿厌食。因此，补充铁元素可以防治贫血引起的食欲不振、厌食，这也是治疗此病的另一个重要方面。另外，适当补充钾元素也可缓解此病。

民间秘方

1. 取砂仁、神曲、茴香各6克，千年健12克，白术10克，丁香2克放入锅内加水煎汁两次，将两次所得药液并发，加入30克白糖搅拌均匀可饮。有健脾和胃的功效，适合小儿厌食症患者。

2. 取鸡内金、砂仁各6克与鲫鱼100克一同煮汤食用，每日1次。有健脾胃、补气血的功效，适合小儿厌食症患者。

小儿厌食症调理食谱

羊肉草果豌豆粥

原料

羊肉100克，草果15克，豌豆50克，大米80克，盐、味精、生姜汁、香菜各适量

制作

1 草果、豌豆洗净；羊肉洗净，切片；大米淘净，泡好。

2 大米放入锅中，加水，煮开，下入羊肉、草果、豌豆，改中火煮。

3 用小火将粥熬出香味，加盐、味精、生姜汁调味，撒上香菜即可。

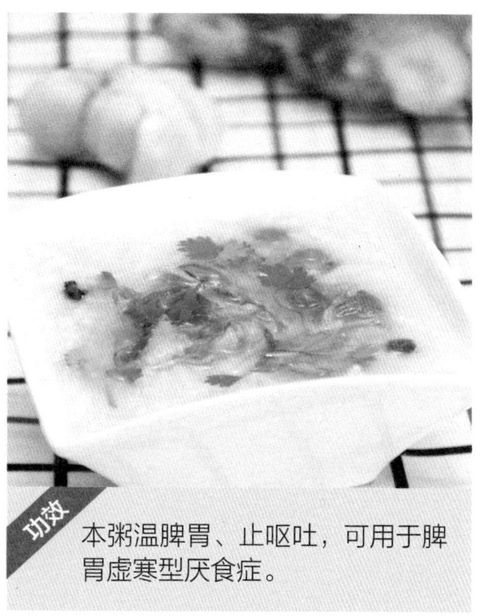

功效 本粥温脾胃、止呕吐，可用于脾胃虚寒型厌食症。

开胃苹果丁

原料

苹果1个

制作

1 将苹果洗净，削去皮，切成丁。

2 将苹果丁放入碗内，加盖，置锅中隔水炖熟即可。

功效 本品具有健脾开胃的功效，适合厌食的小孩食用。

党参生鱼汤

原料

党参 20 克，陈皮 10 克，生鱼 1 条，胡萝卜 50 克，姜、葱、盐、香菜末、酱油、食用油各适量

制作

1 党参切段，胡萝卜洗净切块，陈皮洗净。

2 生鱼处理干净切段，下油中煎至呈金黄色。

3 另起油锅烧热，烧至六成热时，下入姜、葱爆香，加入党参、陈皮、生鱼、胡萝卜，烧开，调入盐、酱油，加入香菜末即成。

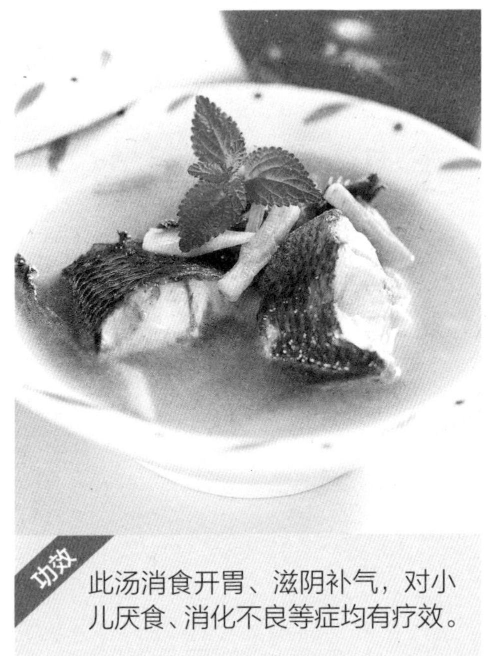

功效 此汤消食开胃、滋阴补气，对小儿厌食、消化不良等症均有疗效。

开胃罗宋汤

原料

五味子、黄芪各 10 克，牛腩、红萝卜各 100 克，土豆、洋葱各 200 克，西红柿 250 克，盐 3 克，西红柿酱 5 克

制作

1 五味子、黄芪洗净，放入棉布袋中包起。

2 牛腩切小块，用热水汆烫后备用；洋葱、红萝卜、土豆分别洗净后切块；西红柿切块备用。

3 除盐之外的所有原料一起放入锅中，加水，煮至熟透，调盐即可。

功效 本品具有益气健脾、促进食欲、润肠通便的食疗效果。

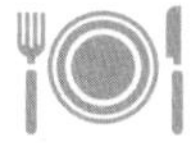

厌食症患儿的饮食禁忌

NO 禁食辛辣刺激性食物

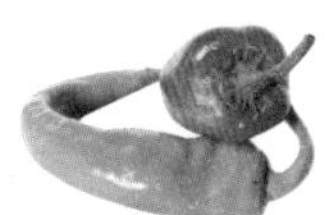

原因： 辣椒、花椒、生姜等食物均具有强烈的刺激性，小儿脾胃功能的发育不够完善，容易对这些刺激产生较强烈的反应，引发胃部的不适，从而导致厌食的出现。而且这些食物均是性温热之品，食用后可使胃肠中积聚燥热，并且耗损大肠津液，使得大便干燥积滞，导致便秘。便秘的发生可加重小儿厌食的程度。

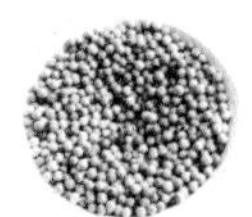

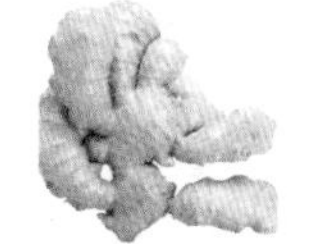

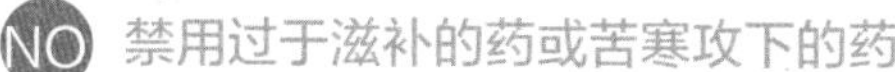

NO 禁用过于滋补的药或苦寒攻下的药

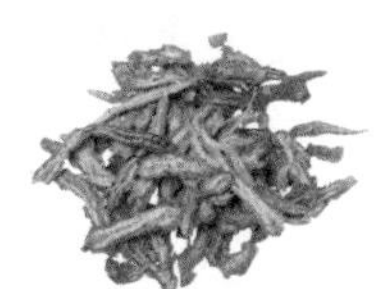

原因： 很多家长会给孩子食用很多的滋补强壮的药物，如人参、熟地、龟板等，殊不知这样对于孩子同样是有不利的。特别是对于脾胃功能较弱的小儿来说，过多食用这类药材会腻胃伤脾，从而加重厌食症。而黄连、大黄、槟榔等药物虽然具有苦寒攻下的作用，但是过用也会损伤脾胃功能，加重厌食症。

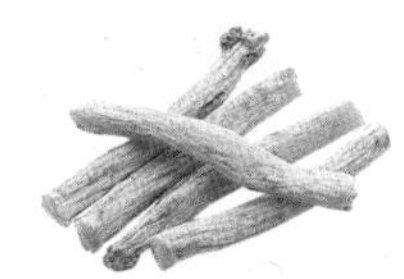

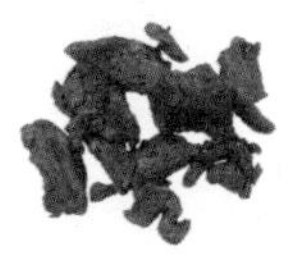

小儿腹泻

小儿腹泻是由各种原因引起的以腹泻为主要临床表现的胃肠道功能紊乱综合征。本病多发于1~2岁的小孩。

发病原因

引起小儿腹泻的原因有两种，一、非感染性因素，包括小儿消化系统发育不良，耐受力差；二、感染性因素，由多种病毒、细菌、真菌、寄生虫引起。

临床症状

大便次数增多 每日大便次数多在十次以下，少数病例可达十几次，每次大便量不多。

大便性状改变 大便稀薄或带水，呈黄色，有酸味，常见白色或黄白色奶瓣(皂块)和泡沫，可混有少量黏液。

全身症状 患者一般无发热或发热不高，伴食欲不振，偶有溢乳或呕吐。轻者无明显的全身症状，精神尚好，无脱水症状，多在数日内痊愈。重者会出现脱水、 精神差、皮肤干燥、眼窝及前囟凹陷、小便减少等症状。

治疗原则

小儿胃肠功能较弱，且抵抗力差，若饮食不洁或感染病毒、细菌，容易引起腹泻。因此，治疗小儿腹泻应主要从抑制致病菌、健脾祛湿、涩肠止泻着手。其次，小儿腹泻较严重者会出现恶心、呕吐、脱水的现象。因此，及时给身体补充水分也是治疗小儿腹泻的一个方面。此外，富含果胶的碱性食物可起到一定的止泻作用，可多食用。

民间秘方

1. 取肉豆蔻6克，砂仁、白术各10克，芡实20克，加水煎汁，滤渣取汁，加入10克红糖拌匀可饮，每日3次。有补肾止泻、健脾祛湿的功效，对小儿慢性腹泻有很好的疗效。

2. 取10克藿香煎汁去渣，加入10克白砂糖搅拌均匀即可。有止呕止泻的作用，适用于夏季小儿腹泻。

小儿腹泻调理食谱

山药糯米粥

原料

山药 15 克，糯米 50 克，红糖适量，胡椒末少许

制作

1 将山药去皮，洗净，备用。

2 将糯米洗净，沥干，略炒，与山药共煮粥。

3 粥将熟时，加胡椒末、红糖，稍煮即可。

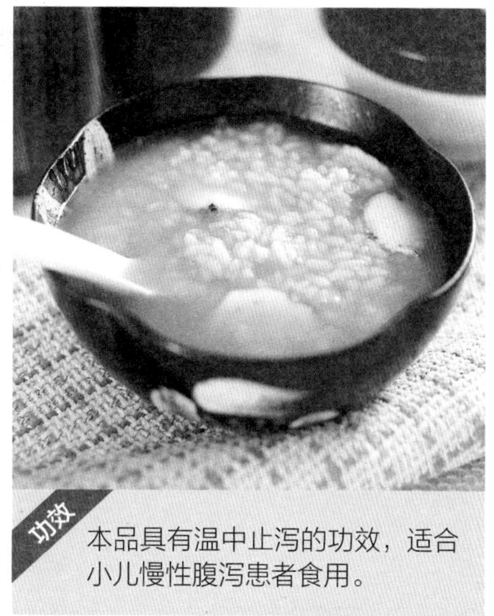

功效 本品具有温中止泻的功效，适合小儿慢性腹泻患者食用。

四神沙参猪肚汤

原料

猪肚半个，茯苓 50 克，沙参 15 克，莲子、芡实各 100 克，新鲜山药 200 克，盐 2 小匙

制作

1 猪肚洗净氽烫切块；芡实淘洗干净，用清水浸泡，沥干；山药削皮，洗净切块；莲子、茯苓、沙参洗净。

2 除盐之外的将所有原料一起放入锅中，煮沸后转小火炖 2 小时，煮至熟烂，加盐调味即可。

功效 本品健脾渗湿、涩肠止泻，适合脾虚久泻或久泻脱肛的小儿食用。

芡实莲子薏米汤

原料

芡实、薏米、干品莲子各 100 克，茯苓及怀山各 50 克，猪小肠 500 克，肉豆蔻 10 克，盐 2 小匙

制作

1 将猪小肠洗净，入沸水氽烫，剪成小段。

2 将芡实、茯苓、怀山、莲子、薏米、肉豆蔻洗净，与备好的猪小肠一起放入锅中，加水适量。

3 大火煮沸，转小火炖至熟烂后加入盐调味即可。

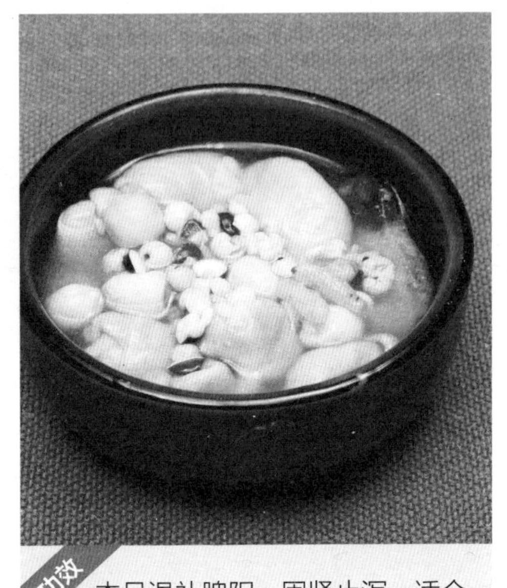

功效 本品温补脾阳、固肾止泻，适合慢性小儿腹泻的患者食用。

功效 本品具有清热利湿的功效，适合湿热型的慢性肠炎患者食用。

茯苓粥

原料

大米 70 克，薏米 20 克，红枣 3 枚，白茯苓 10 克，白糖 3 克

制作

1 大米、薏米、红枣均泡发洗净，白茯苓洗净。

2 锅置火上，倒入清水，放入大米、薏米、白茯苓、红枣，以大火煮开。

3 待煮至浓稠状时，调入白糖拌匀即可。

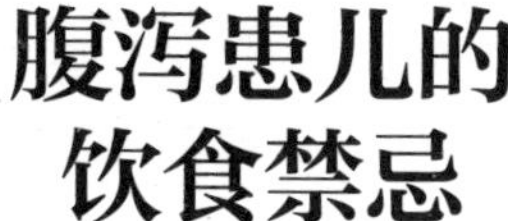

腹泻患儿的饮食禁忌

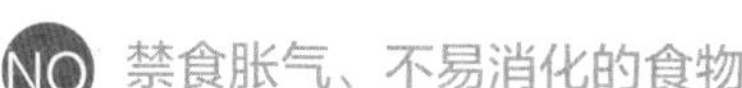

NO 禁食胀气、不易消化的食物

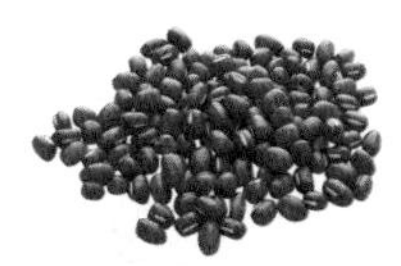

原因： 黄豆、红豆、芸豆、蚕豆等豆类食物中含有的部分糖类可以结合形成黏质半纤维，这种黏质半纤维会在消化道内发酵，产生气体。豆浆中含有一定量的低聚糖，肠胃功能较差者食用后会引起嗝气、肠鸣、腹胀等症状。牛奶、蔗糖、巧克力等食物进入肠道之后，在大肠杆菌等的作用下会发酵产生大量气体，从而引起腹痛、腹胀等症状。

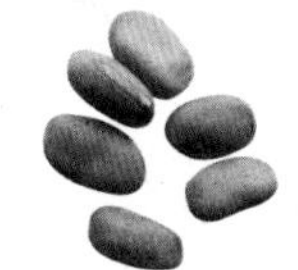

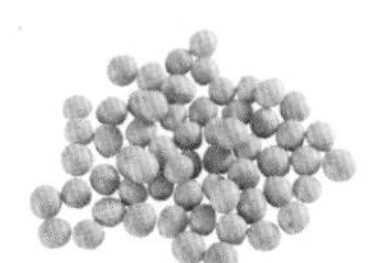

NO 禁食高蛋白质和高脂肪的食物

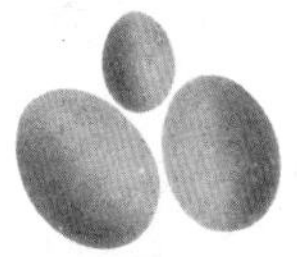

原因： 肥肉、猪肝、猪油、奶油等食物的脂肪含量极高，如过多地摄入脂肪，由于其具有润肠的作用，可诱发大便次数增多、腹泻等，从而加重小儿腹泻的病情。鸡蛋、鸭蛋等蛋白质含量很高，这些食物在肠道的特质异常发酵的作用下，可产生大量气味奇臭的气体，也不利于小儿腹泻患者的病情。

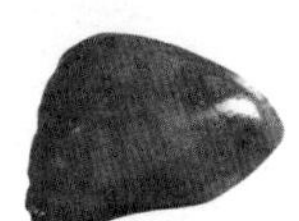

小儿遗尿

小儿遗尿是指3周岁以上的小儿在睡觉中小便自遗，醒后方觉的一种病症，俗称“尿床”。

发病原因

小儿遗尿的原因包括：家族遗传（遗尿患者常在同一家族中发病，其发生率为20%～50%），控制排尿的中枢神经系统功能发育迟缓等。

临床症状

多数患儿易兴奋、性格活泼、活动量大、夜间睡眠过深、不易醒。遗尿在睡眠过程中一夜发生1～2次或更多，醒后方觉，并常发生在固定时间。其主要类型分两种，一种为遗尿频繁，几乎每夜发生；另一种遗尿可为一时性，可隔数日或数月发作一次或者发作一段时间。

治疗原则

由于小儿的肾功能没有发育完善，因此调控膀胱排尿的能力也比较差，所以只要强化肾功能、有效控制膀胱的排泄功能，就能缓解此症。此外，中医认为肾气不足、肾阳亏虚所致的遗尿者宜温补固涩、缩尿止遗；而肝胆火旺所致的遗尿者，宜清肝泻火、缓解遗尿症状。

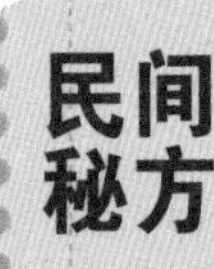

民间秘方

1. 取覆盆子15克，加水煎汁，滤渣取汁液与瘦肉一起放入砂锅中，加水煮汤，吃肉喝汤，每日3次。有补益肝肾、缩小便的功效，适用于小儿遗尿患者。

2. 取金樱子1.5千克，加少量白糖熬成药膏，每次取1大汤匙服用，每日2次。有固精涩肠、缩尿止遗的功效，适用于小儿遗尿患者。

小儿遗尿调理食谱

猪腰枸杞大米粥

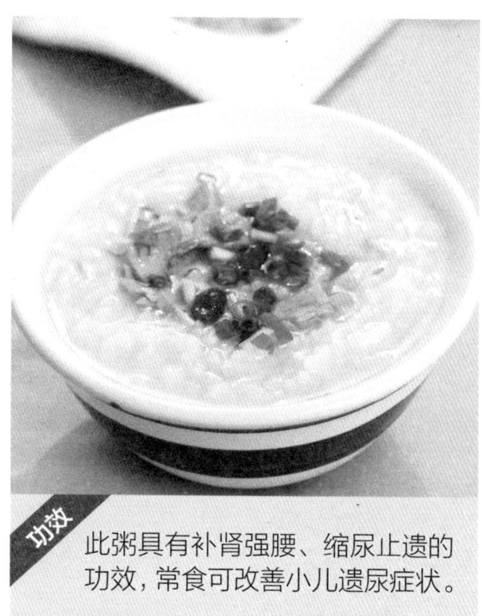

原料

猪腰 80 克，枸杞 10 克，大米 120 克，盐 3 克，鸡精 2 克，葱花 5 克

制作

1 猪腰洗净，去腰臊，切花刀；枸杞洗净；大米淘净，泡好。

2 大米放入锅中，加水，以旺火煮沸，下入枸杞，以中火煮。

3 待米粒开花后放入猪腰，转小火，待猪腰变熟，加盐、鸡精调味，撒上葱花即可。

功效 此粥具有补肾强腰、缩尿止遗的功效，常食可改善小儿遗尿症状。

山药莲子羹

原料

山药 30 克，胡萝卜、莲子各 15 克，大米 90 克，盐、味精、葱花各适量

制作

1 山药去皮，洗净切块；莲子洗净泡发；胡萝卜去皮，切丁；大米洗净。

2 锅内注水，放入大米、莲子、胡萝卜、山药。

3 改用小火煮至浓稠熟烂时，放入盐、味精调味，撒上葱花即可。

功效 本品具有缩尿止遗的功效，适合脾肾虚弱所致的遗尿症患者食用。

山茱萸覆盆子奶酪

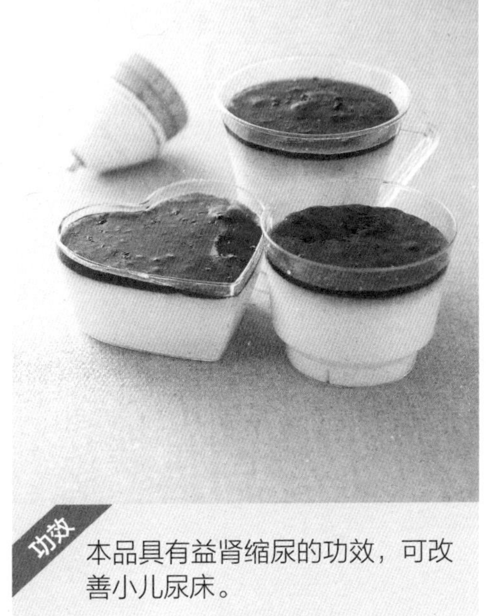

功效 本品具有益肾缩尿的功效，可改善小儿尿床。

原料

山茱萸 10 克，覆盆子果酱 30 克，吉利丁片 12 克，鲜奶 350 毫升，动物性鲜奶油 150 毫升，细粒冰糖 15 克

制作

1 山茱萸洗净，加水，煮至 100 毫升，去渣；吉利丁片用冰水泡软。

2 鲜奶和鲜奶油加热至 80℃，加吉利丁片拌至溶化，冷却到快要凝结时，倒入模具中，冷藏凝固。

3 将备好的汤汁和果酱、冰糖一起煮匀，淋在奶酪上即可。

白果煲猪小肚

原料

猪小肚 100 克，白果 5 枚，覆盆子 10 克，盐 3 克，味精 2 克

制作

1 猪小肚洗净，切丝；白果炒熟，去壳。

2 将猪小肚、白果、覆盆子一起放入砂锅，加适量水，煮沸后改文火炖 1 小时。

3 调入盐、味精即可。

功效 本品具有补肾固精的功效，适合肾气亏虚所致的小儿遗尿患者食用。

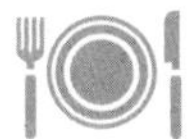

遗尿患儿的饮食禁忌

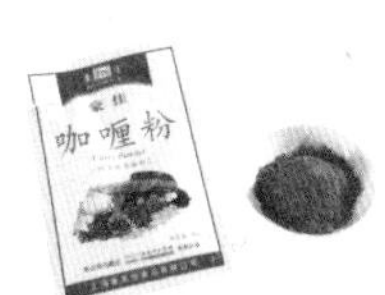

NO 禁食辛辣刺激性食物以及生冷的食物

原因： 辣椒、咖喱、生姜、肉桂等食物具有强烈的刺激性，可对神经系统形成一定的刺激。对于小儿来说，由于其神经系统的发育尚未成熟，食用这类刺激性的食物，容易导致大脑皮质的功能失调，从而引起遗尿。冰激凌等生冷食物可削弱脾胃的功能，也会对肾形成一定的刺激，不利于小儿遗尿的病情。

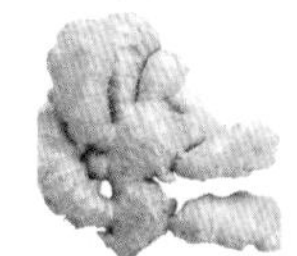

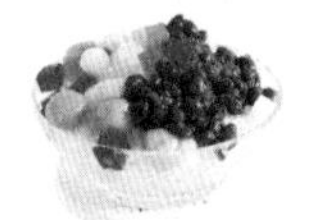

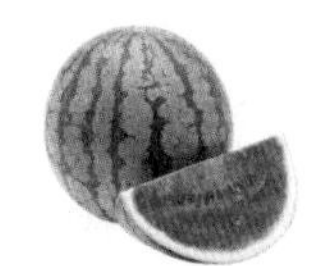

NO 禁食味甘淡、利尿作用明显的食物

原因： 西瓜、玉米、赤小豆等食物均具有明显的利尿作用，食用后可加重小儿遗尿的病情。如玉米含有蛋白质、脂肪、糖类、胡萝卜素、B族维生素、维生素E及丰富的钙、铁、铜、锌等多种矿物质，它与玉米须均有较强的利尿作用。赤小豆含蛋白质、脂肪、糖类、粗纤维、灰分、钙、磷、铁、维生素B_1、维生素B_2、烟酸，同样也有明显的利尿作用。

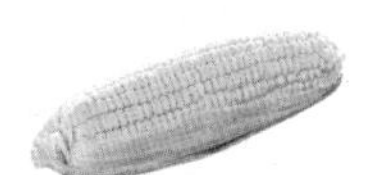

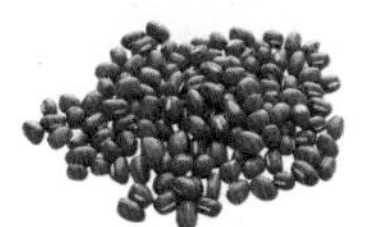

百日咳

百日咳是小儿常见的一种急性呼吸道传染病，是由百日咳杆菌所传染的小儿常见的一种疾病，潜伏期2 ~ 23天，传染期约一个半月。

发病原因

百日咳杆菌为鲍特杆菌属，侵入呼吸道黏膜并在纤毛上皮进行繁殖，使纤毛麻痹，上皮细胞坏死，堆聚潴留，不断刺激神经末梢，导致痉挛性咳嗽。

临床症状

前驱期 一般为7~10天，最初有咳嗽、流涕、打喷嚏、低热，约3天以后咳嗽日渐加重。常日轻夜重。

痉咳期 7~10天后转入痉咳期，表现为阵发性痉挛性咳嗽，发作日益加剧，每次阵咳可达数分钟，咳后伴鸡鸣样长吸气性吼声（俗称“回勾”）。患儿痉咳时常面红唇紫、舌向外伸、表情焦急、颈静脉怒张、躯体弯曲。若治疗不善，此期可长达2 ~ 6周。

恢复期 阵咳渐减甚至停止，此期2~3周，常并发肺炎、肺不张等其他病症，可迁延不愈，持续数月。

治疗原则

百日咳最主要的症状就是咳嗽，而且是长期不间断的咳嗽。因此，治疗百日咳的首要任务就是止咳。中医认为久咳伤肺，容易导致肺气亏虚、肺阴亏虚。因此，养肺阴、补肺气也是治疗此病的关键。此外，新生儿及婴幼儿一旦患上百日咳，极易发生窒息、肺炎、脑病等各种并发症，要引起重视，并配合医生积极治疗。

民间秘方

1. 取川贝6克，研成粉状，与杏仁一同放入瓦锅内，加水以武火烧沸，转文火续煮25分钟，停火，滤渣取汁，加入冰糖末15克即可饮用，每日1次。有清肺热的功效，适用于百日咳症。

2. 取五味子、麦冬各10克，人参6克，一起加水取汁饮用，每日1次。有滋阴补气的作用，适合百日咳患者饮用。

百日咳调理食谱

川贝蒸鸡蛋

原料

川贝 6 克，鸡蛋 2 个，盐少许

制作

1 川贝洗净，备用。
2 鸡蛋打入碗中，加入少许盐，搅拌均匀。
3 将川贝放入鸡蛋中，入蒸锅蒸 6 分钟即可。

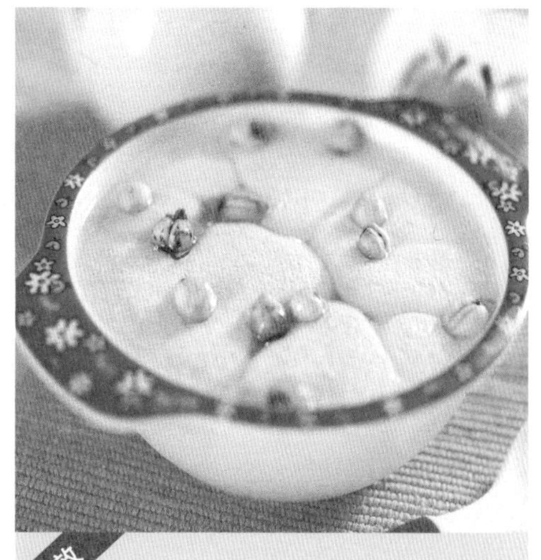

功效 本品具有清热化痰、滋阴养肺的功效，适合肺虚咳嗽的患者食用。

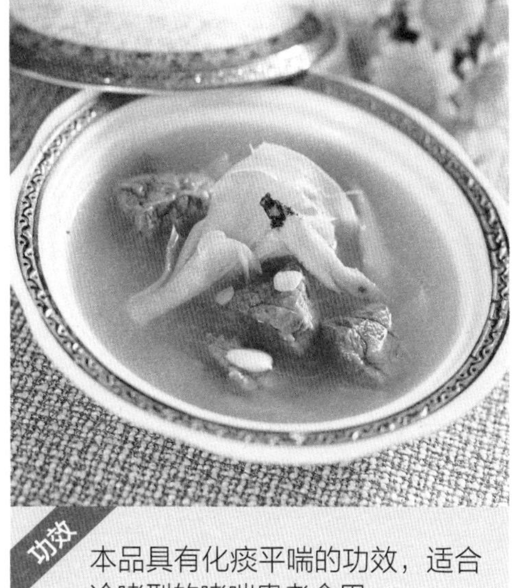

功效 本品具有化痰平喘的功效，适合冷哮型的哮喘患者食用。

霸王花猪肺汤

原料

霸王花 20 克，猪肺 750 克，猪瘦肉 300 克，红枣 3 枚，南、北杏各 10 克，盐 5 克，姜 2 片，食用油适量

制作

1 霸王花、红枣浸泡，洗净；猪肺洗净，切片；猪瘦肉洗净，切块。
2 烧热油锅，放入姜片，将猪肺爆炒 5 分钟左右。
3 注入清水煮沸后加除盐外的其他原料，煲 3 小时，加盐调味即可。

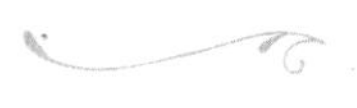

百日咳患儿的饮食禁忌

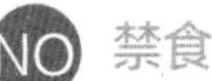

禁食过于油腻或过甜的食物

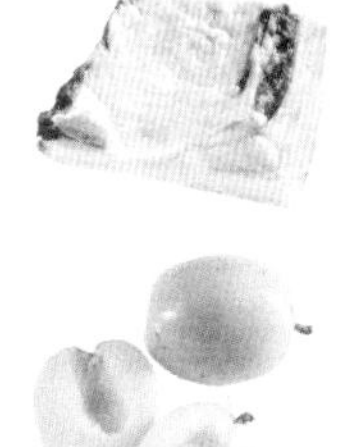

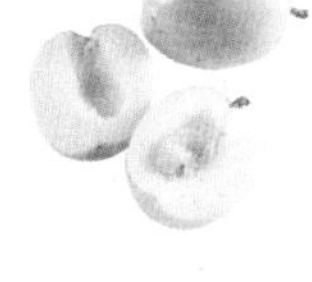

原因： 油条、油饼、肥肉、奶油、猪油等食物含有大量的油脂，小儿食用过多这类油腻食物会引起消化功能失调，使脾胃功能受损，从而导致脾虚生痰，使痰量增加，加重百日咳的病情。糖果、红枣、巧克力等甜腻食物的含糖量很高，高糖食物容易助湿生痰，使痰量增多，从而加剧咳嗽、咳痰的症状。

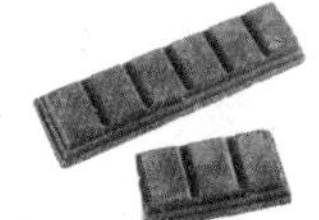

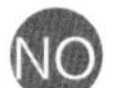

禁食海鲜发物以及生冷、酸性之物

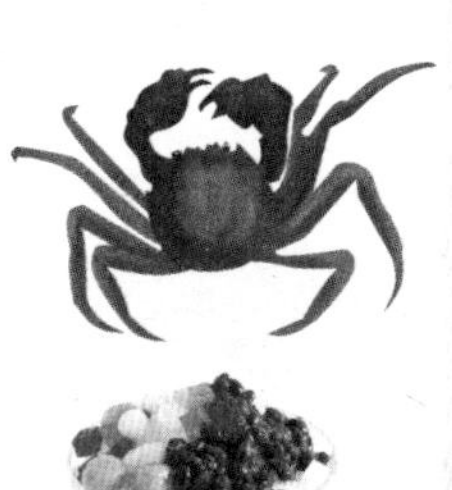

原因： 中医认为，虾、蟹、带鱼等属于海鲜发物，百日咳患儿食用后可诱发咳嗽或导致咳嗽病情加剧。冰激凌等生冷之物会损伤脾胃，导致脾胃的功能失调，导致脾虚生痰，使痰量增多。醋、柠檬、酸菜等酸性之物具有敛邪的特点，使邪毒内聚，从而加重百日咳的病情。

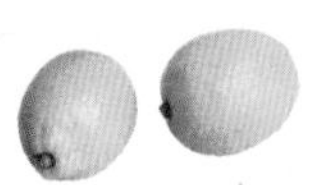

痤疮

痤疮是美容皮肤科最常见的病种之一，又叫青春痘、粉刺、毛囊炎，多发于面部，常见于青春发育期青少年。

发病原因

痤疮的发生原因较复杂，与多种因素有关，如饮食结构不合理、精神紧张、内脏功能紊乱、生活或工作环境不佳、某些微量元素缺乏、遗传因素、大便秘结等。

临床症状

皮肤损害 初期皮损多为位于毛囊口的粉刺，分白头粉刺和黑头粉刺两种，在发展过程中可产生红色丘疹、脓疱、结节、脓肿、囊肿及疤痕。

脓性分泌物 粉刺成熟后，表面中央有白色脓点，挤压溃破后可见豆渣样脓性分泌物。

好发部位 皮损好发于颜面部，尤其是前额、颊部、颏部，其次为胸背部、肩部皮脂腺丰富区，对称性分布，偶尔也发生在其他部位。

治疗原则

痤疮多因机体内雄性激素水平增高、导致皮脂腺分泌过剩所引起。因此，控制皮脂腺分泌可有效治疗此病。其次，当饮食不当导致上火时，也会引起痤疮，对于此类型的痤疮患者，治疗应以清热泻火、消炎杀菌为主。此外，缺锌也会导致皮肤的毛囊发生角化，进而引起皮肤发炎，导致痤疮，因此适当补锌也可防治痤疮。

民间秘方

1. 取五味子9克，人参、核桃仁各10克一起入锅煎取药汁服用，每日2次，每次取50毫升。有补肾益气的功效，适用于痤疮患者。

2. 取花生300克、桔梗30克，一同放入锅内，注入清水800毫升，调入调味料，煲至花生熟烂即可食用。有抑制皮脂腺分泌的作用，适用于痤疮患者。

痤疮调理食谱

降火翠玉蔬菜汤

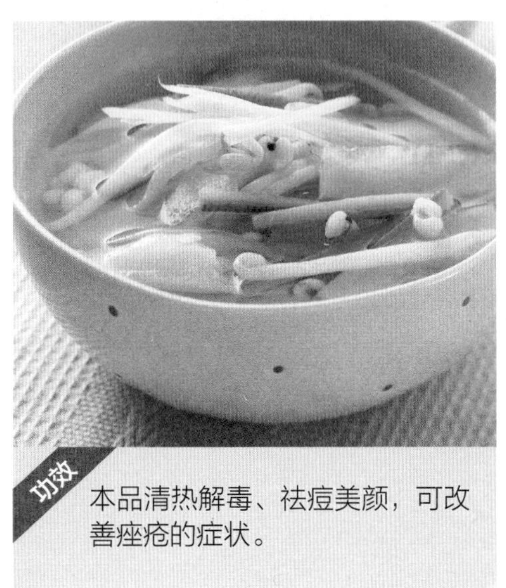

原料

西瓜皮、丝瓜各 100 克，黄豆芽、薏米各 30 克，牡丹皮 10 克，板蓝根 8 克，盐、嫩姜丝各适量

制作

1 西瓜皮洗净，取白肉切片；丝瓜去皮切丝；黄豆芽洗净。

2 将板蓝根、牡丹皮、薏米洗净，加水置入锅中，烧沸后关火，滤取药汁和薏米。

3 将药汁和薏米放入锅中，加西瓜皮、丝瓜和黄豆芽煮沸，加入盐、姜丝即可。

功效 本品清热解毒、祛痘美颜，可改善痤疮的症状。

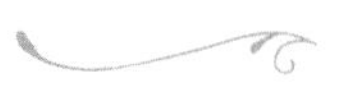

痤疮患儿的饮食禁忌

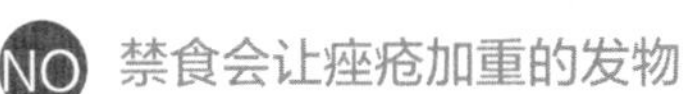

NO 禁食会让痤疮加重的发物

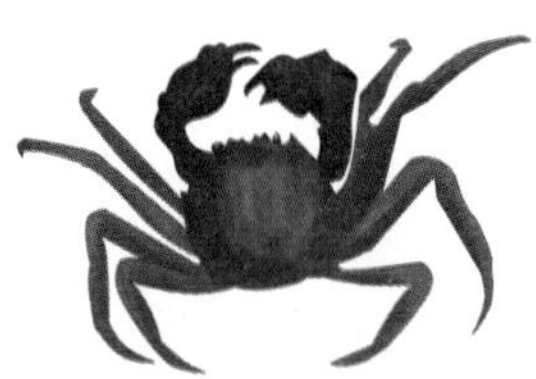

原因： 虾、蟹、带鱼、黄鱼等均属于腥臊发物，痤疮患者食用后可引起机体过敏，加重皮脂腺的慢性炎症，导致痤疮的病情加重，使炎症难以祛除。关于这类食物的食用禁忌，古书中早有记载，如螃蟹，《本草衍义》有记载曰：“此物极动风，体有风疾人，不可食。”故凡有皮肤疾病的患者，如痤疮、湿疹等，均不宜食用螃蟹。

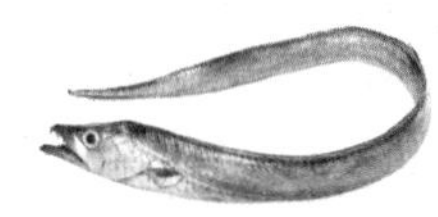